高等职业教育校企合作“双元”规划教材

供护理、助产及相关专业用

1+X母婴护理职业技能实践手册

主　编　刘爱珍
副主编　易国萍
编　者（按姓名汉语拼音排序）
陈　凡（宜春职业技术学院）
黄建安（宜春职业技术学院）
刘爱珍（宜春职业技术学院）
刘俐云（宜丰县妇幼保健院）
杨　璠（宜春市妇幼保健院）
易国萍（宜春职业技术学院）
张　越（宜春职业技术学院）
邹　琳（宜春职业技术学院）

北京大学医学出版社

1+X MUYING HULI ZHIYE JINENG SHIJIAN SHOUCE

图书在版编目（CIP）数据

1+X 母婴护理职业技能实践手册 / 刘爱珍主编 .—北京：北京大学医学出版社，2023.1

ISBN 978-7-5659-2752-2

Ⅰ. ① 1… Ⅱ. ①刘… Ⅲ. ①产褥期 - 护理 - 手册 ②新生儿 - 护理 - 手册 Ⅳ. ① R714.61-62 ② R174-62

中国版本图书馆 CIP 数据核字（2022）第 176058 号

1+X 母婴护理职业技能实践手册

主　　编： 刘爱珍
出版发行： 北京大学医学出版社
地　　址：（100191）北京市海淀区学院路 38 号　北京大学医学部院内
电　　话： 发行部　010-82802230；图书邮购　010-82802495
网　　址： http: //www.pumpress.com.cn
E-mail： booksale@bjmu.edu.cn
印　　刷： 中煤（北京）印务有限公司
经　　销： 新华书店
责任编辑： 韩忠刚　孙敬怡　**责任校对：** 靳新强　**责任印制：** 李　啸
开　　本： 787 mm × 1092 mm　1/16　**印张：** 4.75　**字数：** 117 千字
版　　次： 2023 年 1 月第 1 版　2023 年 1 月第 1 次印刷
书　　号： ISBN 978-7-5659-2752-2
定　　价： 45.00 元

前　言

2019 年 9 月，教育部职成司发布《关于做好第二批 1+X 证书制度试点工作的通知》，母婴护理服务成为“1+X 证书制度”试点项目。为了更好地贯彻落实有关文件精神，积极做好母婴护理职业技能培训准备，我校组织妇产科教研室的相关教师编写了该教材。本教材主要适用于初级、中级母婴护理职业技能考核培训，也适用于孕妇、新手妈妈学习、参考。

随着国家“三孩生育政策”的推行，人们对母婴护理人员数量和服务水平都提出了更高的要求。为了培养新时期德技双馨的高素质母婴护理人才，促进母婴健康，本教材坚持以习近平新时代中国特色社会主义思想为指导，以立德树人为宗旨，融入爱岗敬业、乐于奉献的服务精神，以及敬畏生命、尊重生命的人文情怀，帮助学习者树立“幼吾幼，以及人之幼”的理念，从内心深处关爱生命，自觉承担社会责任。

本教材坚持从学习者的需求出发，突出简洁明了、科学实用的特点。教材共分 3 章：孕产妇护理、婴儿生活护理、婴儿早期运动发展训练，包括 13 项母婴护理职业技能实践操作。为了能更加直观、清晰地说明各操作细节，教材中配有丰富的图片；为了推动母婴护理服务的规范化和多元化发展，教材附有各项技能操作评分参考；为了激发学习者的学习兴趣，培养其职业素养，教材中融入了任务拓展与思政育人案例。

本教材在编写过程中，虽然经过编写人员的反复酝酿、修改，但限于时间和编写水平，不足之处在所难免，敬请本教材的读者谅解并提出宝贵意见，以便今后的修订和完善。

本教材的策划与编写得到了宜春市妇幼保健院、宜丰县妇幼保健院的大力支持，在此向提供帮助的专家表示衷心感谢！

编　者

目　录

第一章

孕产妇护理

第一节　分娩前指导

任务　待产包准备

【目的】

能做好分娩的物品准备，孕妇、新生儿所需用品齐全。

【操作准备】

1. 操作者准备　除去首饰，修剪指甲，洗净双手，束好头发，着装整洁、美观、得体。
2. 用物准备　操作台、手推车、背包各 1 个，手提包若干个及各类所需物品。
3. 环境准备　房间宽敞、明亮。

【操作流程与步骤】

准备 → 收纳放置 → 用物整理

1. 准备随身物品　孕妇的身份证、产检证明、母婴健康手册、医保卡、银行卡、现金、手机、笔、笔记本等。

2. 准备孕妇用品　内衣、一次性内裤、睡衣、外套、帽子、围巾、月子鞋、袜子；护理垫、产妇专用卫生纸、卫生巾、马桶垫；洗漱用品、纸巾、湿巾；巧克力、功能性饮料等。

3. 准备新生儿用品　纸尿裤、隔尿垫、棉尿布、婴儿方巾、开衫、包被（毯）、帽子、奶瓶、奶粉、奶瓶刷、洗护用品、吸奶器、小勺、小碗等。

4. 整理要求　将准备好的待产包内物品收纳、摆放整齐。

5. 操作结束整理　将所用物品送回物品架，摆放整齐。

【注意事项】

1. 口述说明要点准确，条理清晰，内容完整。
2. 操作手法轻柔、娴熟，物品清洁、整齐。
3. 全部操作过程结束后，整理操作台及用物。

【任务拓展】

王女士，目前妊娠 39 周，即将到预产期，担心去医院用物准备不齐全。请口述王女士该如何准备待产包。

【思政育人】

她用 0.4 毫克叶酸，守卫中国母婴健康

严仁英是我国著名妇产科、妇女保健学专家，被誉为“中国围产保健之母”。在她心中，妇产科是“一个人进院，两个人出院的甜蜜事业”。

20 世纪 80 年代初，农村缺医少药，严仁英克服重重困难在农村开展孕产妇及围产儿死亡数据调研，发现孕妇每日口服补充 0.4 毫克叶酸可以预防新生儿神经管发育畸形。1996 年，该成果得到了中华人民共和国卫生部的采纳和推广，并被 50 多个国家采用。严仁英带领团队推广围产保健的“高危管理”措施，使围产儿的死亡率由 27‰降至 17.6‰，得到了世界卫生组织的好评。她建立了中华围产医学会，并创办《中华围产医学杂志》，在全国农村推广围产保健“三级管理网”，提升全国妇女保健和围产医学水平，为无数家庭的幸福作出了重要贡献。

（邹　琳）

第二节　产后护理

任务一　产后恢复操

【概述】

产后恢复操也称产后形体恢复运动，其作用为协助产褥期妇女子宫复旧，尽快恢复盆底肌张力，缓解肌紧张造成的酸痛，利于产后尽快恢复体形。

产后恢复操的原则：训练前排除禁忌证，量力而为（避免过度劳累），运动量循序渐进、运动时间由短到长，持之以恒，保证安全（身体不适或运动时恶露增多且颜色为鲜红时应停止运动）。

【目的】

能够指导产妇进行产后形体恢复训练。

【操作准备】

1. 产妇准备　衣着运动服或瑜伽服或宽松、舒适、弹性好的衣裤。

2. 环境准备　光线充足，空气新鲜，温、湿度适宜，室温 24~26 ℃，相对湿度为 45%~65%。检查练习区域，确保没有可能划伤或绊倒产妇的物品。可选择在瑜伽垫、硬板床、榻榻米或地板上进行训练，如果在地板上进行训练，要保证地面不滑。

3. 用物准备　温开水、干净毛巾、卫生巾（卫生纸）、纸巾、干净衣服等（图 1–1）；适合训练的瑜伽垫或其他设备，播放柔和的音乐。

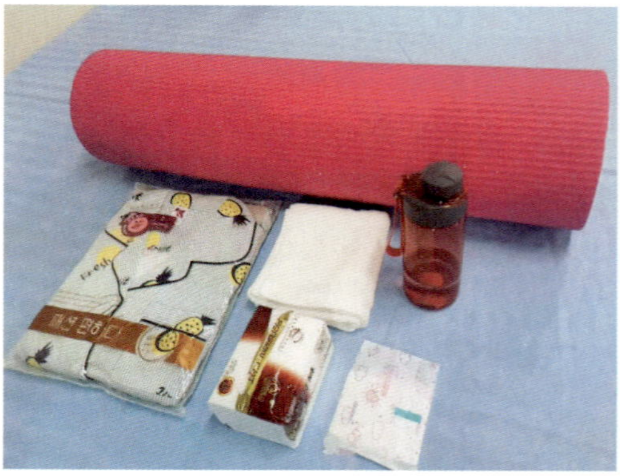

图 1–1　产后恢复操用物准备

【操作流程与步骤】

准备 → 指导做操 → 运动后指导及用物整理

1. 做操时间　选择在顺产后 3~7 天、剖宫产后 7~14 天做操。于饭后半小时至 1 小时进行，每日 1~2 次，每节运动 4~8 个 8 拍。

2. 做操前　产妇做好准备。**“一去”**即去枕仰卧；**“二松”**即松开腹带、发带；**“三空”**即排空乳房、排空二便。

3. 指导做操　与产妇交流时注意语言亲切，指导产妇按照各节顺序完成产后恢复操。

（1）抬头运动：仰卧，双腿并拢、伸直，足尖向足背勾起，双臂放于身体两侧，掌心向下。头部抬起，眼睛看向足尖，停留数秒，双肩不能离开床面（第 1~4 拍）（图 1–2）；身体还原（第 5~8 拍）。

作用：使颈部和背部肌肉得到舒展，预防颈椎病。训练下肢肌肉，预防下肢静脉血栓形成。

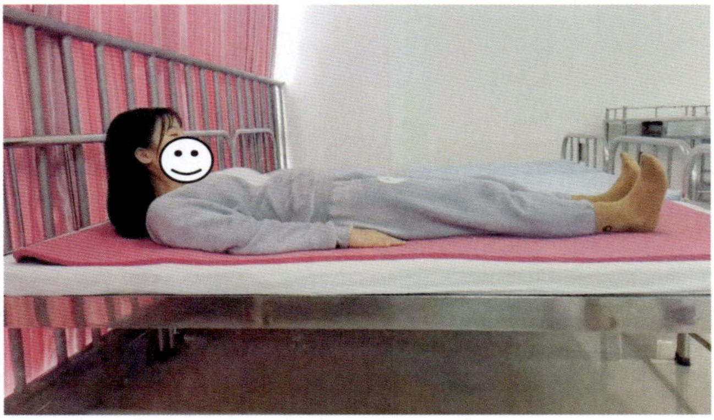

图 1–2　抬头运动（第 1~4 拍）

（2）扩胸运动：仰卧，双臂放于身体两侧，掌心向下，双脚并拢、自然放松。双臂展开于身体两侧并与身体垂直，掌心向上（第 1 拍和第 5 拍）；双臂向胸前举起与肩同宽，掌心相对，指尖向上（第 2 拍和第 6 拍）（图 1–3）；双臂沿肩向头方向摆动，贴近

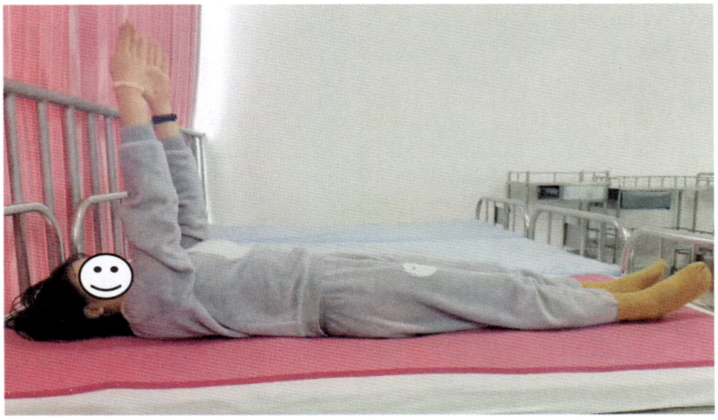

图 1–3　扩胸运动（第 2 拍和第 6 拍）

耳郭，掌心向上（第 3 拍和第 7 拍）；双臂沿肩摆动，身体复原（第 4 拍和第 8 拍）。

作用：增加肺活量，恢复乳房弹性，缓解双肩、双臂肌肉酸痛。

（3）腹肌运动：仰卧，双手放于身体两侧或下腹位置，掌心向下，双脚并拢、自然放松。口闭紧，用鼻缓慢吸气，同时将气送至腹部，使腹部鼓起（第 1~4 拍）（图 1–4）；用口缓慢呼气，使腹部逐渐凹陷下去（第 5~8 拍）。

作用：锻炼胸腔和腹腔，增加腹肌力量，协助子宫复旧。

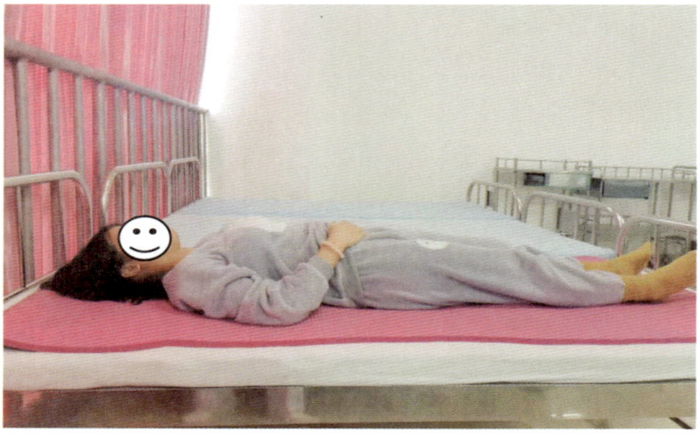

图 1–4　腹肌运动（第 1~4 拍）

（4）抬臀运动：仰卧，将双腿弯曲并分开与髋同宽，小腿与床面垂直。缓慢地将臀部向上抬起，以足跟及肩部支撑身体，头、肩不离开床面（第 1~4 拍）（图 1–5）；然后缓慢地将臀部放下、还原（第 5~8 拍）。

作用：锻炼腰腹部肌肉。

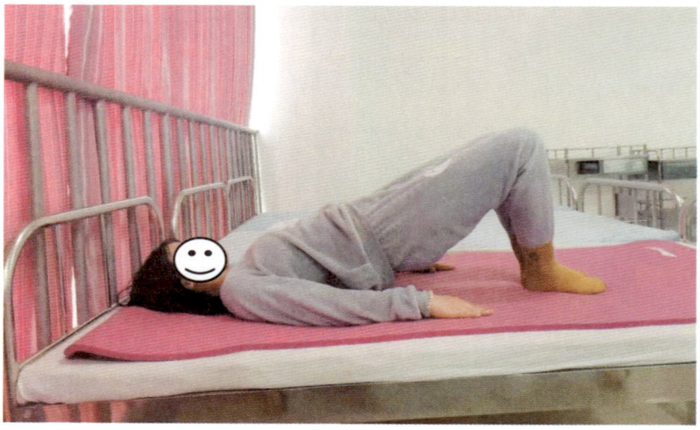

图 1–5　抬臀运动（第 1~4 拍）

（5）屈膝运动：仰卧，双臂直放于身体两侧，掌心向下，双脚并拢、自然放松。先将右腿抬起，屈膝靠近腹部（第 1 拍）；双手抱在膝关节下侧，并将腿向胸部靠近，伸直足背（第 2 拍）；头、肩部抬起（第 3~4 拍）（图 1–6）；头、肩部放下（第 5~6 拍）；身体还原（第 7~8 拍）。以同样的方法做另一侧，**注意不要碰到乳房**。

作用：促进臀部和大腿肌肉弹性恢复，预防下肢静脉血栓形成。

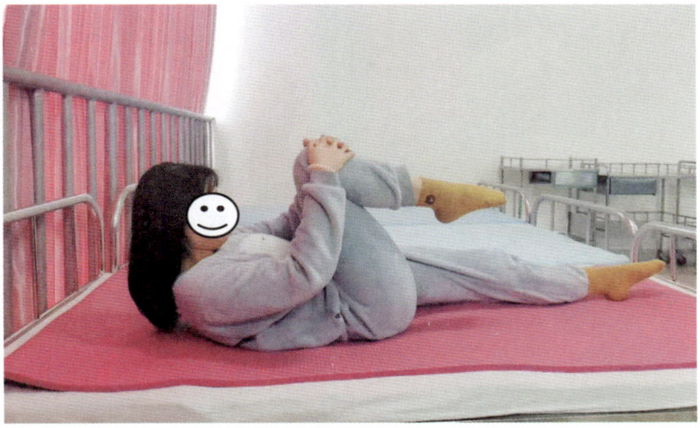

图 1–6　屈膝运动（第 3~4 拍）

（6）盆底肌运动：仰卧，双臂伸直放于身旁，全身放松。在深吸气的同时收缩阴道和肛门，类似于忍住不排尿，持续数秒钟，然后呼气放松（图 1–7）。

作用：预防子宫脱垂及阴道松弛。

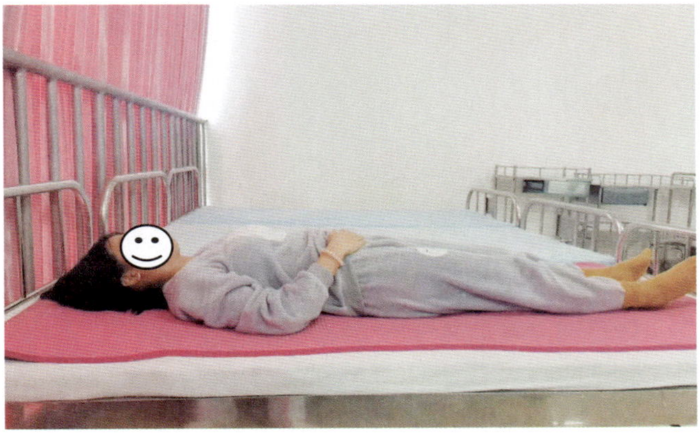

图 1–7　盆底肌运动

（7）膝胸运动：跪坐于床面，身体直起，双手重叠，指尖向前，掌心紧贴近床面（第 1 拍）；双手掌心贴床面向前滑行，身体缓慢向前伸展，缓慢拉开背部，双臂、胸部尽量贴于床面（第 2 拍）（图 1–8）；腰部向下压，臀部翘起，大腿与床面垂直，肩部贴床面支撑身体，头偏向一侧（第 3~4 拍）；双臂缓慢收起，身体还原（第 5~8 拍）。

作用：防止子宫后倾。

（8）仰卧起坐：有两种仰卧起坐方法，一种为屈膝仰卧起坐，另一种为直腿仰卧起坐，选择其中一种完成。

准备：仰卧，双手放于身体两侧，掌心向下，双脚并拢，自然放松。

屈膝仰卧起坐：屈膝，双手抱颈，腰部发力，使头、颈和躯干逐渐离开床面，向膝关节处靠近，使身体呈坐姿（第 1~4 拍）（图 1–9）；然后缓慢将身体放平，还原仰卧状态（第 5~8 拍）。

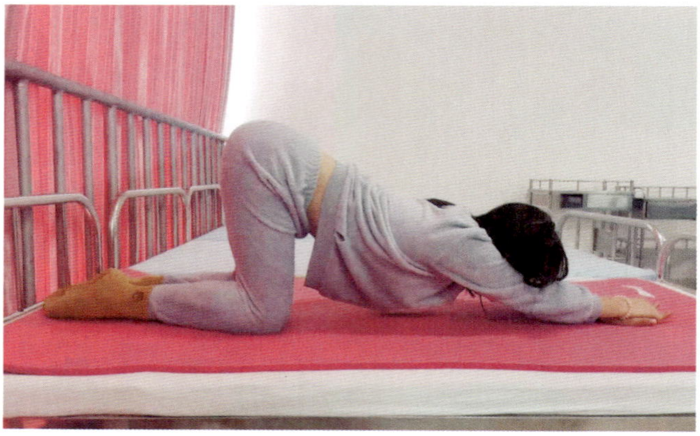

图 1–8　膝胸运动（第 2 拍）

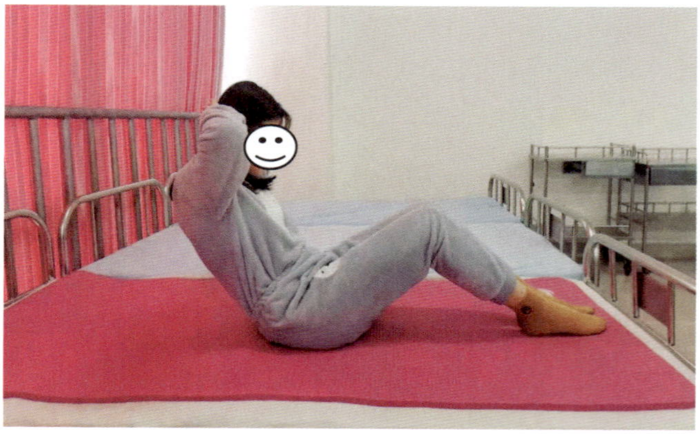

图 1–9　屈膝仰卧起坐（第 1~4 拍）

直腿仰卧起坐：双腿伸直，双手伸直放于身体两侧，腰部发力，双手伸直协助用力，使头、颈和躯干逐渐离开床面，向膝关节处靠近，使身体呈坐姿（第 1~4 拍）（图 1–10）；然后缓慢将身体放平，还原仰卧状态（第 5~8 拍）。

作用：促进腹部肌肉和子宫收缩。

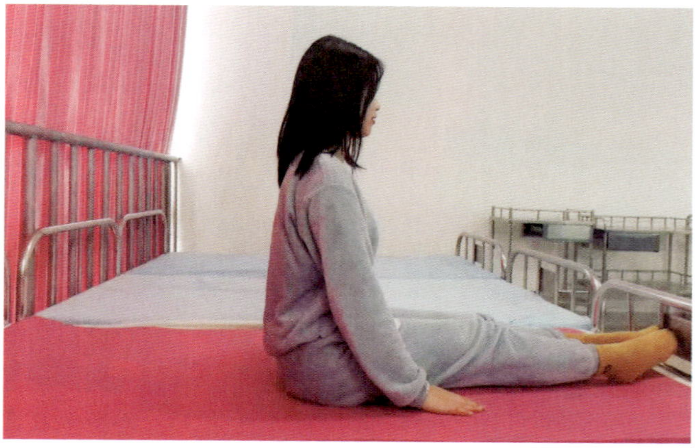

图 1–10　直腿仰卧起坐（第 1~4 拍）

4. 做操后　喝一杯温开水，擦汗，检查恶露，更换干净衣服，卧床休息。收起物品。

【注意事项】

1. **从轻微动作开始，逐渐增加运动量**。运动量不宜太大，时间不宜太长，以产妇做完操后不感到疲乏、侧切伤口或腹部伤口不因做操而感觉疼痛为宜。做第 4、5、7、8 节运动时注意切口和乳房，第 7、8 节运动建议产后 3~4 周再做。每 1~2 日增加 1 节，每节做 4~8 个 8 拍，每日 1~2 次。

2. **身体不适时不要做产后恢复操。注意观察恶露，恶露增多则停做**。

3. **行会阴侧切的产妇，在伤口恢复前先不做屈膝运动、抬臀运动及盆底肌运动**。

4. **剖宫产产妇可以暂缓进行仰卧起坐**。

【任务拓展】

温女士，自然分娩后第 5 天，会阴无侧切，因担心产后不能恢复往日形体，想尽早运动。请你口述指导该产妇做产后恢复操。

【相关知识】

1. 产后 42 天内是产妇身体从妊娠、分娩的状态恢复到正常状态的时期。在这段时间里，产妇体内的激素水平还没有恢复正常，受到妊娠晚期激素水平的影响，无论是子宫韧带还是连接骨关节的韧带都处于松弛状态。所以，产妇不宜过于劳累，也不能太频繁地活动，务必循序渐进、量力而为。

2. 在整个产褥期避免进行过度运用腹压的运动，如上身的负重运动、下蹲等。

【思政育人】

“万婴之母”林巧稚

林巧稚，中国科学院学部委员（院士），中国妇产科学的主要开拓者、奠基人之一，一生未婚育，却亲手迎接了 5 万多个新生命的诞生，被誉为“万婴之母”。

1921 年，北京协和医学院招生，林巧稚参加了考试，考试中，一位女同学突然晕倒在考场。林巧稚没有多想，不顾自己还未答完的试卷，毅然前去救护。林巧稚的行为深深打动了考官，虽然没有答完试卷，她还是被北京协和医学院破格录取，从此走进了医学殿堂。

“医生给人看病不是修理机器，我们面对的是活生生的人。”她经常对下级医生说：“不能仅凭经验或检验报告就下诊断开处方。”1949 年，收到开国大典的观礼邀请函，林巧稚却平静地回信写到“那天我出门诊”。当医院领导提出要紧跟时代要求，改进手术洗手方法时，她直接找到医院领导发问：“如果是给你做手术，你要我们洗 3 遍手还是洗 1 遍？”

1983 年春，林巧稚病情恶化，陷入昏迷中的她断断续续地喊着“产钳！产钳！……”。同年 4 月 22 日，林巧稚在北京协和医院逝世。遗嘱中，她将个人毕生积蓄 3 万元人民币捐给医院托儿所，骨灰撒在故乡鼓浪屿的大海中。

她对胎儿宫内呼吸、女性生殖系统结核、滋养细胞肿瘤和其他妇科肿瘤、新生儿溶血症进行了研究；主编的《家庭卫生顾问》《家庭育儿百科全书》等科普著作成为了许多年轻妈妈的必读书。她为新中国妇产科学的创建和发展倾注了大量心血，把毕生精力无私地奉献给了人民，被誉为“卓越的人民医学家”。2009 年，林巧稚被评为“100 位新中国成立以来感动中国人物”之一。

（邹　琳）

任务二　月子餐制作——丝瓜通草鲫鱼汤

【目的】

掌握月子餐的制作原则，尊重饮食文化，合理搭配膳食。

【操作准备】

1. 操作者准备　除去首饰，修剪指甲，洗净双手，束好头发，穿工作围裙、戴工作帽和口罩，着装整洁、美观得体。

2. 用物准备　操作台、厨具、餐具、食材（活鲫鱼 1 条、丝瓜半根、通草 3 g，水、食用油、食盐、姜、葱各适量）、垃圾桶、垃圾袋、洗手液。

3. 环境准备　房间宽敞、明亮，适当通风。

【操作流程与步骤】

准备 → 制作 → 整理

1. 操作前洗手，洗净所需的厨具和餐具。

2. 将通草 3 g、水 1500 ml 放入砂锅，浸泡 20 分钟。开大火煮沸，改小火煮 20 分钟，滤出通草待用（为节省时间，这一步可提前准备好）。

3. 丝瓜削皮、洗净，切滚刀块待用。

4. 鲫鱼于清水中清洗干净待用。

5. 砂锅烧热，加少许食用油，烧至 6~7 成热时，放入鲫鱼煎至两面呈微黄色，倒入煮沸的通草水，加入丝瓜、姜、葱，大火煮开 10 分钟。

6. 放入适量的盐，搅拌均匀，盛出。

7. 将剩下的食材收好，整理操作台，将用过的厨具、餐具擦拭、清洗干净，摆放整齐。

【注意事项】

1. **刀工应精巧、细腻，食材大小、厚薄、粗细均匀；火候适中；食物老嫩适宜，无焦糊、不熟或过老现象；口味咸淡适中，具有应有的鲜香味，无异味。装汤碗摆放美观，量适中，碗边无指痕、油污。**

2. 做好初加工，制作过程中注意刀工，掌握火候，采取正确的烹调方法。

3. 各项操作要清洁、卫生，注意生、熟分开，避免交叉感染。

4. 产妇饮食以汤为主，熬汤的主料，如鸡肉、排骨、猪蹄等洗净焯水后应凉水下锅，煮沸后用小火慢煮，以保持其营养成分。

5. 烹饪前先征求产妇意见，尽量按产妇的喜好、习惯制作食物，饭菜要荤素搭配，色、香、味俱全。

6. 为产妇制作食物禁放辛辣、刺激性的调味品。

7. 饭菜数量适当，不留隔夜菜，避免造成浪费。

8. 餐后将所用餐具、厨具清洗或擦拭干净，所有用具全部归位、放置整齐。

【任务拓展】

刘女士，剖宫产术后第5天，已过生理性涨奶期，自述感觉乳汁不足。产妇有轻度贫血，排尿正常，排便有点费力，请给该产妇制订合理的月子餐谱。

【相关知识】

月子餐调理应适合个人体质，四个阶段如下。

1. 第一周　**主要是代谢排毒、化淤消肿、催生乳汁，促进胃肠功能“苏醒”**。饮食不宜油腻，要清淡、易消化，促进子宫收缩、伤口愈合，排净恶露。

2. 第二周　养腰固肾，收缩内脏。饮食以修复组织、调理脏器、增加乳汁量、促进体能为主，注意补充含铁食物，营养汤以动物性食材为主。

3. 第三周　滋养泌乳，补中益气。饮食应以增强体质、养血补气、滋补元气、补精补血为主。这是产妇恢复元气、促进乳汁分泌的最佳时期，可酌情增加高蛋白、高热量的营养汤。

4. 第四周　滋养泌乳，改善体质。饮食以理气补血、健体修身、美容养颜为主，热量不可过高。

【思政育人】

传承药膳文化　弘扬国学养生

药膳是中医学的重要组成部分，是中华民族的传统文化瑰宝，几千年来一直护佑着人类的健康繁衍，伴随着中医人成长。它是中华文明传承至今的一个独特而极具魅力的符号，是一棵常青之树。它深深扎根于古今中外无以计数的中医人和热爱中医药事业的每个国人心中。在健康中国战略的指引下，药膳文化推广更具特殊意义和价值。

从古至今，药膳一直备受历代医家的推崇和喜爱，在一些流传至今的经典医学著作中也都有关于药膳的详细记述。从先秦到汉唐，再到宋、元、明、清各个历史时期，都见证了药膳的发展。现代药膳疗法是在古代“食疗”“食治”“食补”的基础上发展而来的。早在2000多年前，《黄帝内经》就对人体所需的营养物质进行了专门论述，书中认为：“五谷为养，五果为助，五畜为益，五菜为充，气味合而服之，以补精益气。”在古代，药物和食物是分不开的，《神农本草经》收载了许多治病与养生皆宜的物种，如枣、薏苡、芝麻、山药、核桃、龙眼、百合等。我国著名医药学家，如张仲景、孙思邈、李时珍等，都曾对药膳有过论述。孙思邈在《千金要方》中设药膳专篇“食治”，认为：“凡欲治疗，先以食疗，既食疗不愈，后乃用药尔。”元代忽思慧曾著药膳专著《饮膳正要》，深刻地阐述了养生之道，特别是饮食与保健间的辩证关系。宋代陈直曾著老年保健著作《养老奉亲书》，书中认为：“人若能知其食性，调而用之，则倍胜于药也。缘老人之性，皆厌于药而喜于食，以食治疾，胜于用药。”

药膳为中华民族的传统医疗奠定了“药食同源”的保健基础，并广泛应用于疾病预防和临床治疗。药膳还蕴含着中华民族的优秀文化与博大精深的国粹。中华药膳不仅成为我国各族人民养生的手段，还广泛流传于世界各地。中华药膳漂洋过海，东渡日本以及东南亚等国，而后又走向西方欧洲大陆。

（刘俐云）

第二章

婴儿生活护理

第一节　营养和喂养

任务一　母乳喂养

【目的】

1. 了解母乳喂养的知识，能指导母乳喂养。

2. 熟练掌握母乳喂养的操作方法。

【操作准备】

1. 操作者准备　束好头发，着装整洁、美观、得体，除去首饰，修剪指甲，洗净双手，温暖双手。

2. 母婴准备　检查婴儿二便，为婴儿换好纸尿裤，洗净双手。产妇穿宽松上衣，洗净双手。

3. 用物准备　椅子、哺乳枕、小方巾、毛巾、纸巾、湿巾、纸尿裤（尿布）、隔尿垫、温水适量（图 2–1）。根据需要可增加脚凳、靠垫、洗手盆、洗手液、垃圾桶、垃圾袋等。

4. 环境准备　房间宽敞、明亮，适当通风，无浮尘，有流动水源。

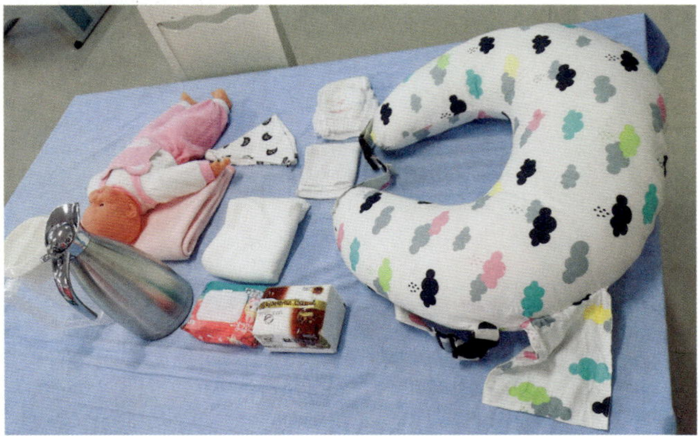

图 2–1　母乳喂养用物准备

【操作流程与步骤】

乳房按摩和擦洗 → 取舒适体位 → 哺乳 → 哺乳后处理

1. 乳房按摩和擦洗　操作者洗净双手，一只手托住乳房，另一只手以拇指以外的4指指腹或者鱼际依次从乳房根部向乳头方向旋转按摩3~5分钟，按摩乳房后再洗手，并准备温水、毛巾、洗手盆，为产妇洗净双手。再取干净小方巾用温水淋湿，擦洗乳房。擦洗时以乳头为中心，向乳晕、乳房根部方向擦洗。产妇乳房过胀应先挤掉少许乳汁，待乳晕变软时开始哺乳。

2. 哺乳的姿势　主要有坐位、侧卧位和环抱式，**首选坐位**。

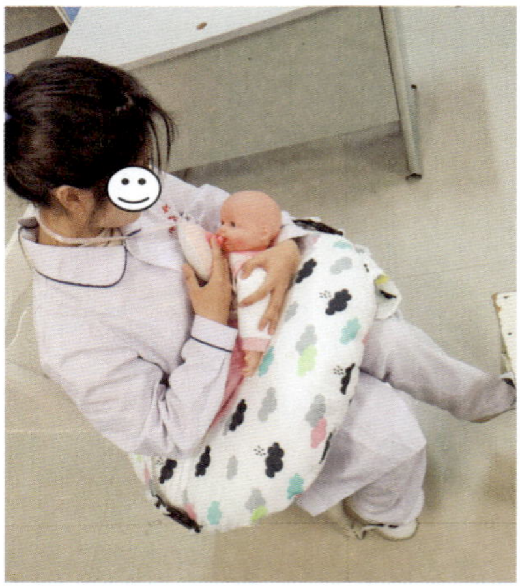

图 2-2　坐位哺乳

（1）坐位哺乳（摇篮式哺乳）：最常见，产妇坐在高度适中、软硬适宜、直背、无把手的椅子上，放松背部和双肩，可在产妇脚下垫一脚凳，帮助产妇取放松、舒适的体位。让婴儿躺在产妇臂弯内，婴儿与母亲**“三贴”（下颌贴乳房、胸贴胸、腹贴腹）**，即婴儿的鼻尖对准产妇乳头，下颌紧贴乳房，胸腹部紧贴产妇胸腹部（图2-2）。

（2）侧卧位哺乳：适合夜间或剖宫产术后哺乳。产妇侧卧在床上，婴儿面对产妇侧卧，贴近产妇胸前。用掌根部托起婴儿颈背部，使婴儿的头朝向乳房、嘴巴与产妇乳头处于同一水平位置（图2-3）。

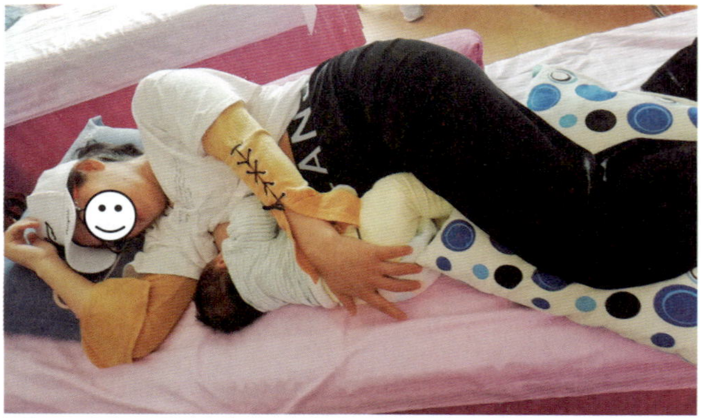

图 2-3　侧卧位哺乳

（3）环抱式哺乳（橄榄球式哺乳）：适用于剖宫产术后切口疼痛的产妇。产妇坐在椅子上，背部紧靠椅背，双腿自然下垂到地面，或者脚下垫脚凳。产妇将婴儿环抱于腋下，用前臂、手掌及手指托住婴儿（图2-4）。使婴儿头部和身体呈直线，面向产妇，贴近产妇，鼻尖对准乳头。哺乳侧环抱婴儿的手臂下垫哺乳枕或家用软枕。

3. 哺乳的含接方法　产妇一手拇指与其余4指分开，呈“C”字形托起乳房（图

2–5）；或者示指与中指呈“剪刀状”夹住乳房（图 2–6）。先用乳头刺激婴儿口唇，待婴儿嘴巴张大时，迅速**将乳头及大部分乳晕送进婴儿口中**。婴儿正确含接时，下唇外翻，舌呈勺状环绕住乳头和乳晕。

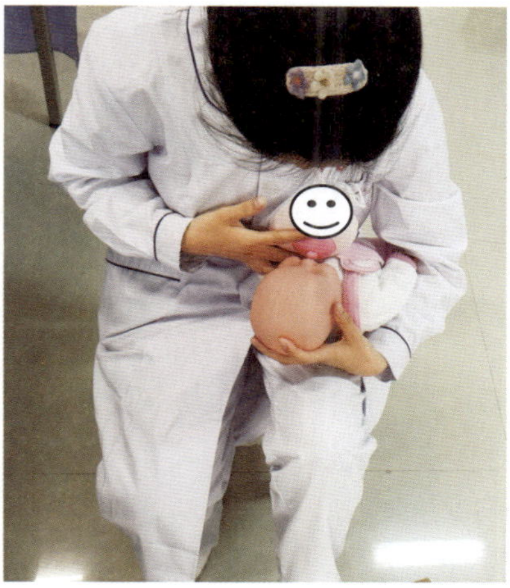

图 2–4　环抱式哺乳

4. 结束哺乳　哺乳时间从每次 5~10 分钟开始，以后逐渐延长，一般不超过 30 分钟。忌让婴儿养成含着乳头睡觉的习惯。婴儿吃饱后有满足感，多自然松开嘴唇，如需要终止哺乳时婴儿仍然含着乳头，可以用手轻压婴儿下颌退出乳头（图 2–7）；也可将手指放进婴儿口中，使其停止吸吮，然后退出乳头。乳头退出后，再挤出少许乳汁涂在乳头上，晾干。结束哺乳时，忌强行用力退出乳头。产后 1 周内是母体泌乳关键期，应指导产妇于分娩后 24 小时内哺乳 8~12 次。随着婴儿成长，哺乳间隔时间可适当延长，每日哺乳次数减少，4 个月的婴儿每 3~4 小时哺乳一次，但不宜作严格限制。

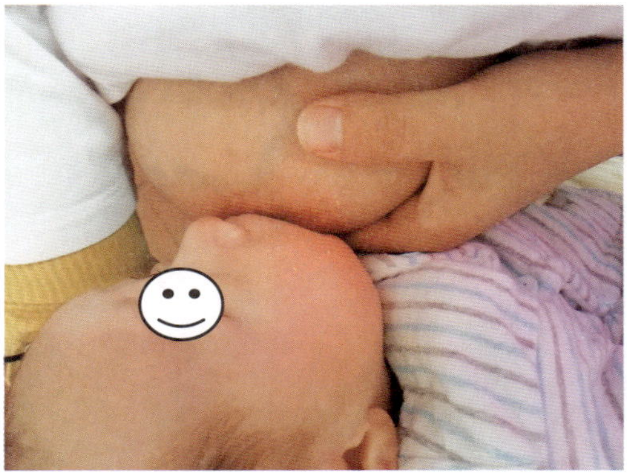

图 2–5　呈“C”字形托起乳房

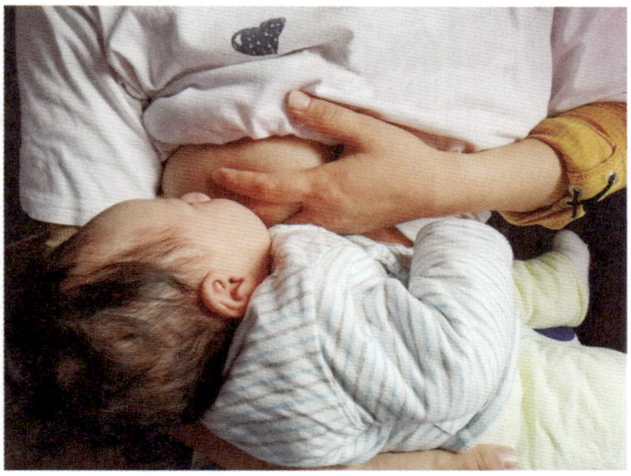

图 2–6　呈“剪刀状”夹住乳房

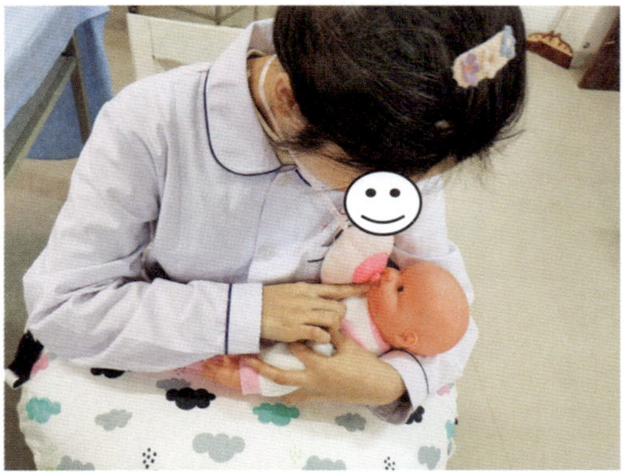

图 2–7　轻压婴儿下颌退出乳头

5. 给婴儿拍嗝　哺乳结束后，将婴儿竖抱，将婴儿下颌放在肩膀上，用空心手掌轻拍婴儿背部（图 2–8），从下至上，持续 3~5 分钟。轻轻将婴儿放下，为其取右侧卧位，注意观察有无溢奶。

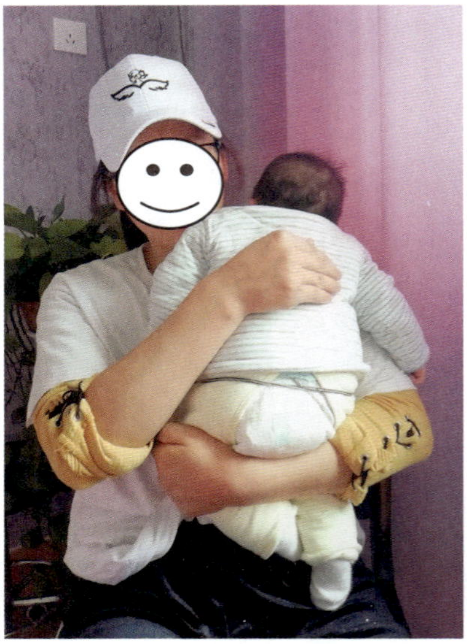

图 2–8　哺乳结束后拍嗝

6. 用物整理　将所用物品清洗、整理、摆放整齐。

【注意事项】

1. 母乳喂养的**禁忌证**为母亲有严重疾病、传染性疾病、精神病、乳房疾病等。

2. 新生儿母乳喂养要求做到**“三早”**，产后 1 周内是母体泌乳关键期，应指导早接触、早开奶、早吸吮。母婴无异常时，**新生儿出生后 30 分钟内开始哺乳**。哺乳时间从每次 5~10 分钟开始，以后逐渐延长，**一侧吸吮时间以 15~20 分钟为宜**，忌让婴儿养成含着乳头睡觉的习惯。每次哺乳应吸空一侧乳房，再换另一侧乳房，一般 **3 个月内按需哺乳，4~6 个月逐渐改为每 3~4 小时一次，婴儿有个体差异**，因而每天哺乳次数和哺乳量不同。

3. 哺乳时应避免给予奶水过急而发生的呛奶，防止乳房堵住婴儿口鼻，发生窒息，避免因含接方法不正确造成乳头皲裂。

4. 哺乳时，应注意母婴交流，促进婴儿心理发展和母婴情感联结。

5. 哺乳完毕，将婴儿抱起轻拍背部 3~5 分钟，排出胃内空气，防止溢奶。

6. **提倡产后 6 个月内纯母乳喂养**。新生儿食物除母乳外，不添加包括水在内的其他任何食物或饮料。

【任务拓展】

张女士，剖宫产术后第 3 天，腹部切口疼痛不敢哺乳，乳房胀痛，想给新生儿喂奶粉。作为护士该如何对张女士进行指导。

【相关知识】

1. 母乳喂养的益处　有利于婴儿发育和产妇的健康，还可以增进母婴感情。

2. 产妇的健康状况直接影响乳汁的质量，应保持膳食均衡、睡眠充足、心情愉快、生活作息规律。

3. 判断婴儿是否获得足够乳汁　哺乳时，能听到婴儿吞咽声，乳房由硬变软，说明哺乳有效；哺乳过程中，当婴儿吸吮节奏变慢、主动放弃吸吮母乳、身体放松、肢体伸展，说明婴儿已获得满足。哺乳后，婴儿连续安静睡眠半小时以上，体重增长理想，说明乳汁量能满足婴儿需要。

4. 母乳喂养期间，产妇因外出或疾病临时不能哺乳时，应该定时排空乳房，防止乳汁分泌量减少。

5. 母乳喂养最佳的方式为亲喂，当因工作等原因无法实现时，应定时挤出乳汁，装在专门的储乳袋中，并按照喂养需要放入冰箱进行冷藏或冷冻储存。哺乳前，需要提前将乳汁取出放于温水中加热，未喝完的余奶应丢弃，防止细菌滋生。挤奶和储存过程中注意清洁卫生，防止乳汁被污染。

【思政育人】

倡导6个月内婴儿纯母乳喂养

2021年，国家卫生健康委印发《健康儿童行动提升计划（2021—2025年）》，提出目标：到2025年，6个月内婴儿纯母乳喂养率达到50%以上。并提出强化儿童营养喂养与运动指导的要求。强化孕前、孕产期营养评价与膳食指导，提高母婴营养水平。实施母乳喂养促进行动，加强爱婴医院管理，倡导6个月内婴儿纯母乳喂养。强化婴幼儿辅食添加咨询指导，降低儿童贫血患病率和生长迟缓率。

（杨　播）

任务二　人工喂养

【概述】

由于多种因素不能为婴儿进行母乳喂养，而通过配方奶粉等进行喂养的方式，称为人工喂养。

【目的】

1. 了解人工喂养的知识。
2. 熟练掌握人工喂养的操作方法。

【操作准备】

1. 操作者准备　除去首饰，修剪指甲，洗净双手，束好头发，着装整洁、美观大方。
2. 婴儿准备　检查婴儿二便，给婴儿换好尿片，洗净双手，为婴儿戴上围嘴。
3. 用物准备　奶粉、奶瓶、奶嘴、温开水、小毛巾、围嘴、洗刷用具、消毒用具、纸巾、湿巾、纸尿裤（尿布）、隔尿垫、洗手液、洗手盆（图2-9），必要时准备垃圾桶、垃圾袋、奶瓶消毒锅。
4. 环境准备　房间宽敞、明亮，适当通风，无浮尘，有流动水源。

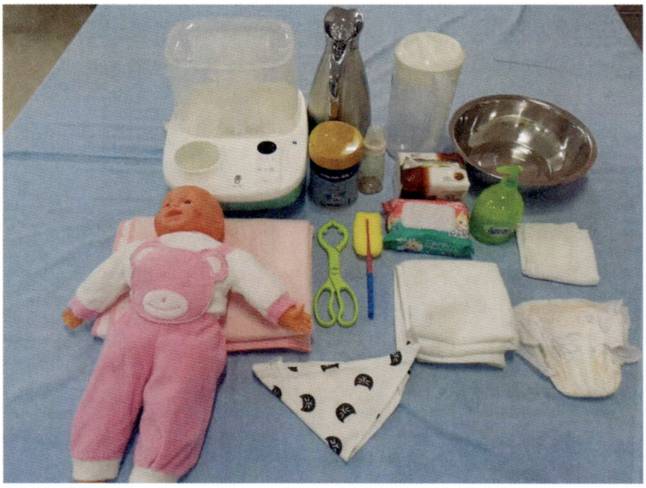

图2-9　人工喂养用物准备

【操作流程与步骤】

用物准备 → 奶粉调配 → 奶粉喂养 → 拍嗝、奶具处理

1. 观察婴儿一般情况，无明显异常时安全放置好婴儿。取出已消毒好的备用奶瓶。检查奶嘴的型号是否合适，奶瓶、奶嘴有无破损，清洗、消毒并烘干奶具。检查奶粉包装上的生产日期、保质期、适合的月龄。

2. 调好适量温开水（温度 40 ℃左右，无水温计时可以滴数滴在前臂内侧，以感受温度）。根据婴儿月龄和体重计算合适的奶量，倒适量温开水于奶瓶中。

3. 按照婴儿的奶量和奶粉调配说明，用奶粉罐内备好的干净奶粉量匙舀取奶粉倒入奶瓶，用量匙舀取奶粉时，奶粉平量匙即可，不能太满。套上奶嘴，盖好奶瓶，握住瓶颈，朝一个方向将奶粉轻轻摇匀。滴数滴调好的奶液在手臂内侧或者手背测试温度（图 2–10），以感觉不烫为宜。

4. 给婴儿喂奶时，操作者抱起婴儿取坐位，肌肉放松，将婴儿头靠近肘弯处，使其背部靠前臂处，呈半坐卧位（图 2–11）。另一手拿奶瓶，用奶嘴轻触婴儿下唇，刺激吸吮反射，然后将奶嘴小心放入婴儿口中，注意使奶瓶保持一定倾斜度，使奶瓶与婴儿面部呈 90°（图 2–11）。奶瓶里的奶液始终充满奶嘴，防止婴儿吸入空气引起溢乳。

5. 喂奶期间面带微笑，保持与婴儿的目光交流，观察婴儿是否有吞咽动作，观察婴儿的表情。喂奶时间为 10~20 分钟，不宜过长。结束时用手指轻压婴儿下颌（图 2–7），缓慢拔出奶嘴。

6. 为了防止婴儿溢奶，喂奶结束后应进行拍嗝。将婴儿竖着抱起，用空心手掌轻拍背部，由下至上，持续 3~5 分钟（同母乳喂养）。然后轻轻将婴儿放下，并使其取右侧卧位。

7. 奶瓶、奶嘴的清洗　喂奶结束后，将奶瓶中剩余奶液倒出，将奶瓶、奶嘴、奶瓶盖分开清洁干净。奶瓶放入水中（纯净水或开水）煮沸 10 分钟左右，奶嘴及奶瓶盖用纱布包

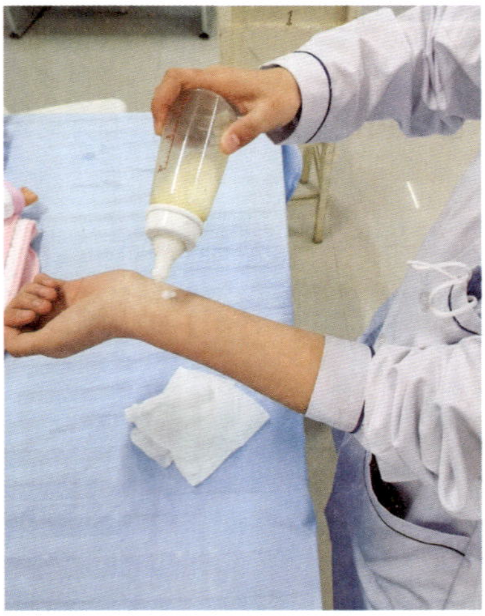

图 2–10　测试奶液温度

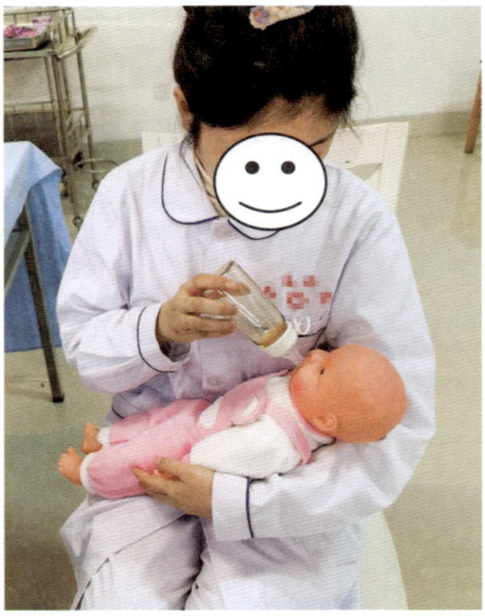

图 2–11　喂奶时抱婴儿姿势及奶瓶倾斜角度

裹后放入水中煮沸 3 分钟左右；或者选用奶瓶消毒锅消毒（图 2–12），按照说明操作。消毒结束后，用夹子取出奶具晾干备用。

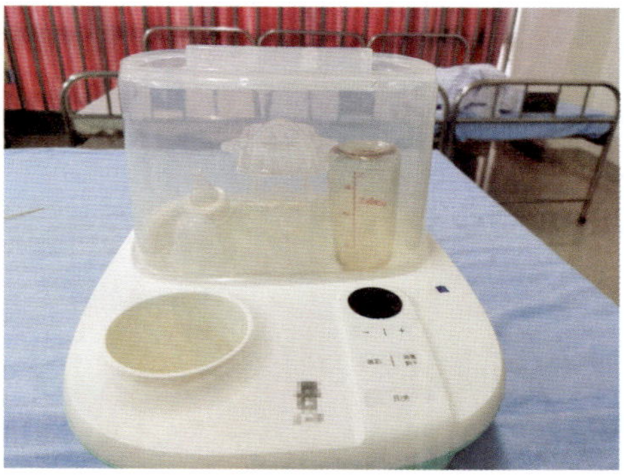

图 2–12　奶瓶消毒锅

【注意事项】

1. 避免奶液温度过高，防止喂速过快。

2. 避免奶瓶、奶嘴等用具消毒不洁而造成婴儿口腔、肠胃感染。

3. 严格按照奶粉包装上建议的比例、用量冲调奶粉。

4. 婴儿的奶量摄入有个体差异，随生长阶段而各有不同，1~2 周时每次摄入 60~90 ml，3~4 周时每次约 100 ml。

5. 两次喂奶间期适当给婴儿补充水分。

6. 喂奶时，要指导产妇尽可能多地与婴儿进行目光交流，培养母婴感情。

7. 若喂奶时间长，奶液渐凉，间期应将奶液加温至所需温度，再继续喂。

8. 婴儿体质存在个体差异，有些婴儿摄入配方奶的时候，偶尔会出现过敏反应，所以应根据婴儿的不同情况调整不同的配方奶。

9. 调配奶粉前注意观察奶粉有无变质、结块，奶粉开罐后，应及时盖好并尽快用完，最长使用不能超过 1 个月。

【任务拓展】

张女士，产后 3 天，因疾病原因不能哺乳，新生儿出生时体重为 3 kg。请你口述该如何为该新生儿实施喂养。

【相关知识】

1. 婴儿食量随生长阶段的不同而逐渐改变，1 周内每次 30~60 ml，1~2 周时每次 60~90 ml，3~4 周时每次约 100 ml，以后再酌情加量。婴儿存在个体差异，奶量也各不相同，可以通过定期测量身高、体重等生长发育指标调整奶量。用量匙舀取奶粉时，平量匙即可，不能太满。一日总量按照 150~200 ml/kg 大致计算，每餐进奶量平均分配，但注意掌握总量。

2. 如果只是因为还没有产生母乳而在产后的前几天使用配方奶的话，要用小勺子喂奶，防止婴儿因为过于依赖奶嘴而给母乳喂养带来困难。在调配奶粉的过程中，如果使用凉开水加热水的方式调节水温，应先放凉水再放热水，然后轻摇，以免干扰操作者对奶瓶温度的感觉。

3. 调配奶粉时水的选择　建议每天将自来水烧开，一部分倒入保温瓶，另一部分晾凉。如果中途更换水源，可能引起婴儿的一些不适反应，如排便次数增加等。

4. 配方奶容易喂得过多，所以要密切注意奶嘴孔的大小与奶嘴型号选择。圆孔 S 号适用于 1 个月左右的婴儿，圆孔 M 号适用于 2~3 个月的婴儿，圆孔 L 号适用于使用 S、M 号奶嘴喝奶时间过长、体重过轻的婴儿。除了圆孔奶嘴，还有“十”字形和“Y”字形孔的奶嘴，分别适用于过滤较大颗粒的果汁、米粉，以及可以自我控制吸奶量、边喝边玩的婴儿。

【思政育人】

“临时妈妈”的天使本色

今年31岁的钟慧英，是郴州市第三人民医院儿科的一位护师，工作经验丰富。这天，钟慧英在科室值班。下午5时，与同事交接好工作后，钟慧英换下护士服，准备回家。这时，科室电话铃响了，急诊科接诊了遭遇车祸的一家四口，其中有一位仅2个月的男婴，需要送至儿科。“2个月的宝宝血管细，皮肤嫩，需要特别护理。”家有7个月宝宝的钟慧英心疼孩子，想到自己照看孩子的经验更丰富，她又换回护士服，毅然留了下来。

得知患儿的妈妈重伤在重症监护室后，钟慧英和同事去新生儿科借了奶粉，做好接诊准备。患儿多多转诊到儿科，因左侧颞顶骨骨折、头皮血肿而哭闹不止，一直无法得到安抚。钟慧英和同事配好奶粉，多多一口都不吃。医护人员着急了：“小月龄宝宝头皮血肿，继续哭可能会加重病情。”钟慧英想了想解开衣服，抱起多多，开始哺乳。“我正好是哺乳期，想看看孩子吃不吃。”一吃到奶，多多马上停止哭闹，表现得特别满足。

后来，“临时妈妈”钟慧英也多次给多多哺乳，直到他适应了奶粉喂养。“这是一个母亲的本能，也是一位医者的本能。”“那种感觉，很奇妙，仿佛是自己的孩子在喝奶，被宝宝依赖和需要。能让孩子更坚强、更勇敢、康复更快，母爱非常神奇。”钟慧英表示，儿科接诊的都是婴儿，患儿最需要的就是母爱，这是一种与生俱来的感情。

纾困救难，她亮出天使本色；解衣哺乳，她展现慈母胸怀。是母亲本能，也是医者仁心，不光治愈身体，更抚慰心灵。钟慧英坦言，看到孩子就像看到希望，她也会继续以“幼吾幼，以及人之幼”的态度来帮助更多孩子。

（刘爱珍）

任务三　辅食添加和制作——鱼泥西兰花

【目的】

掌握婴儿辅食添加的原则，为7个月婴儿制作辅食。

【操作准备】

1. 操作者准备　除去首饰，修剪指甲，洗净双手，束好头发，穿工作围裙、戴工作帽和口罩，着装整洁、美观、得体。

2. 用物准备　操作台、厨具、餐具、所需食材（海鱼30 g、西兰花50 g、水适量）、洗菜盆、垃圾桶、垃圾袋、洗手液。

3. 环境准备　房间宽敞、明亮，适当通风。

【操作流程与步骤】

准备 → 制作 → 整理

1. 操作前洗手，洗净所需的厨具和餐具。

2. 取食材　取海鱼 30 g、西兰花 50 g。

3. 清洗干净需要的食材。

4. 锅中放入适量水，烧开，将鱼放入锅中蒸 8 分钟。将鱼取出，去刺，碾成鱼泥。

5. 西兰花去茎，放入沸水中煮 5 分钟，将西兰花剁碎，碾成西兰花泥。

6. 将西兰花泥与鱼泥混合，加入少量鱼汤拌匀。

7. 将用过的厨具、餐具擦拭、清洗干净，摆放整齐。

【操作要求】

1. 刀工精巧、细腻，食材大小、厚薄、粗细均匀。

2. 火候适中，食物老嫩适宜，无焦糊、不熟或过老现象。

3. 口味咸淡适中，具有应有的鲜香味，无异味。

4. 装汤碗摆放美观，量适中，碗边无指痕、油污。

【注意事项】

1. 婴儿辅食添加要遵循的原则　**由流食到固体食物，由少至多，由细至粗，由稀至稠，由一种至多种，循序渐进**。

2. 原料必须新鲜，现吃现做。

3. 注意卫生，餐具要固定、专用，认真洗刷、消毒。

4. 给婴儿喂饭时，要使用小碗、小勺子，锻炼其适应餐具的能力，为日后独立用餐做准备。

5. 初喂婴儿辅食需有耐心，不可强迫喂哺，积极为婴儿进食创造愉快的氛围。

6. 婴儿患病或酷暑时应暂缓添加辅食。

7. 添加辅食后要注意观察婴儿的消化状况，及时调整摄入量。

8. 最好添加专门为婴儿制作的食品或选择婴儿专用的辅食添加品。

（刘爱珍）

任务四　辅食添加和制作——鱼肉豆腐泥

【目的】

掌握婴儿辅食添加的原则，为 8 个月婴儿制作辅食。

【操作准备】

1. 操作者准备　除去首饰，修剪指甲，洗净双手，束好头发，穿工作围裙、戴工作帽和口罩，着装整洁、美观、得体。

2. 用物准备　操作台、厨具、餐具、食材（新鲜鲫鱼 1 条、内酯豆腐 50 g，香油、香葱、水各适量）、洗菜盆、垃圾桶、垃圾袋、洗手液。

3. 环境准备　房间宽敞、明亮，适当通风。

【操作流程与步骤】

准备 → 制作 → 整理

1. 操作前洗手，洗净所需的厨具和餐具，并把鱼和香葱等食材洗净、切好。

2. 蒸锅内倒入适量水，将其煮沸，再放上切好的鱼片，放至锅中蒸 8 分钟。取出去掉鱼刺，碾成鱼泥。

3. 在炒锅中倒入少许香油，加入葱花爆香，倒入内酯豆腐炒碎，加入鱼泥搅拌。

4. 将鱼泥和豆腐搅拌均匀，起锅。将剩下的食材整理好，清理操作台，擦洗干净厨具和餐具，摆放整齐，洗净双手。

【操作要求】

1. 刀工精巧、细腻，食材大小、厚薄、粗细均匀。

2. 火候适中，食物老嫩适宜，无焦糊、不熟或过老现象。

3. 口味咸淡适中，具有应有的鲜香味，无异味。

4. 装汤碗摆放美观，量适中，碗边无指痕、油污。

【注意事项】

1. 婴儿辅食添加要遵循的原则 **由流食到固体食物，由少至多，由细至粗，由稀至稠，由一种至多种，循序渐进**。

2. 原料必须新鲜，现吃现做。

3. 注意卫生，餐具要固定、专用，认真洗刷、消毒。

4. 给婴儿喂饭时，要使用小碗、小勺子，锻炼其适应餐具的能力，为日后独立用餐做准备。

5. 初喂婴儿辅食需有耐心，不可强迫喂哺，积极为婴儿进食创造愉快的氛围。

6. 婴儿患病或酷暑时应暂缓添加辅食。

7. 添加辅食后要注意观察婴儿的消化状况，及时调整摄入量。

8. 最好添加专门为婴儿制作的食品或选择婴儿专用的辅食添加品。

9. 8 个月婴儿的每日奶量不能少于 600 ml。

【任务拓展】

林女士，第一胎生育一男婴，听婆婆说男孩子要多吃奶才会长得结实。现在婴儿 8 个月了，还是只喂母乳。请说出这样是否有利于婴儿的生长发育，并提出最佳的喂养方式。

【相关知识】

1. 在辅食添加过程中要注意观察婴儿是否出现胃肠道不适，如腹泻、排便异常等，出现这些症状应减少辅食添加的量和种类，或者暂停该辅食的添加。

2. 添加辅食时，饭和菜尽量分开喂，让婴儿品尝、分辨不同食物的味道。

3. 刚开始添加辅食时，婴儿可能不会很快接受，哺喂人员要有耐心，不可操之过急。

4. 婴儿在 2 周岁以内食物应该尽量清淡，1 周岁以内不宜添加盐、糖、蜂蜜等过咸或过甜的调味品。

（刘爱珍）

第二节　皮肤清洁和护理

任务一　婴儿洗浴

【目的】

1. 了解婴儿洗浴的相关知识。

2. 熟练掌握婴儿洗浴的操作方法。

【操作准备】

1. 操作者准备　摘掉首饰，修剪指甲，洗净并温暖双手，束起头发，着装整洁、美观、得体。

2. 婴儿准备　首先选择好时间，在婴儿清醒状态下，喂奶后 30 分钟至 1 小时。

3. 用物准备　浴巾、小毛巾各 2 条，浴盆、脸盆、水温计、细轴棉签、洗发及沐浴液、干净内衣、纸尿裤（尿布）、包被、护臀霜、75% 乙醇溶液、无菌棉签，根据需要备垃圾桶、垃圾袋、收纳筐，以及适量温水（图 2–13）。

4. 环境准备　洗浴应选择安全、干净的地方，所谓安全是指在洗浴区域周围必须避免放置障碍物，以防在洗浴前后抱起婴儿时碰伤。洗浴前关闭门窗，调节室温为 26~28 ℃。

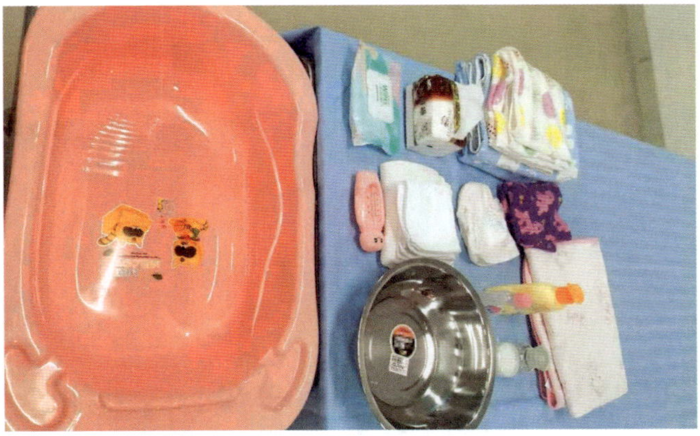

图 2–13　婴儿洗浴用物准备

【操作流程与步骤】

洗浴前准备 → 洗脸（眼、鼻、口、前额、左侧脸颊、下颚、右侧脸颊）→ 洗头 →

洗颈、腋窝、胸、腹、腹股沟、四肢 → 后颈、背部、臀部、四肢 → 洗浴后护理 → 用物整理

1. 洗浴前准备

（1）用水准备：先加冷水再加热水，调节水温为 38~40 ℃，水量为浴盆的 1/2~2/3。

（2）检查婴儿：脱下婴儿衣服，检查婴儿皮肤情况。如发现有皮肤破损及湿疹等应及时与家长联系；如有二便，清理干净后用浴巾包裹好，注意保暖。

2. 洗浴

（1）洗脸：通过横托式抱法单手将婴儿抱在胸前（图 2–14），用手臂内侧测试水温，感觉不烫，再用水温计测量水温，以 38~40 ℃为宜。将小毛巾对折两次成 4 层，握在掌心（图 2–15），蘸水挤干，依次用这 4 层毛巾的角轻轻擦拭婴儿右眼、左眼、鼻翼两侧、嘴角两侧（先近侧、后远侧）。擦洗眼睛时，由内眦向外眦轻轻擦拭，每擦洗完一个部位，将使用后的毛巾角向内折（图 2–16）。抓住毛巾上、下两个角将毛巾上下对折（刚才擦洗眼、鼻、口的一面折向内侧）（图 2–17），以婴儿面部五官为中心，依次向脸部边缘轻轻擦拭前额、左侧脸颊，再翻转一面擦拭下颚、右侧脸颊，注意避开鼻和口。

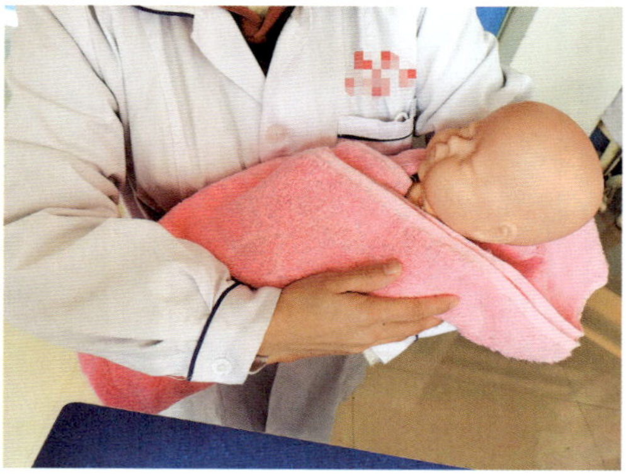

图 2–14　横托式抱法

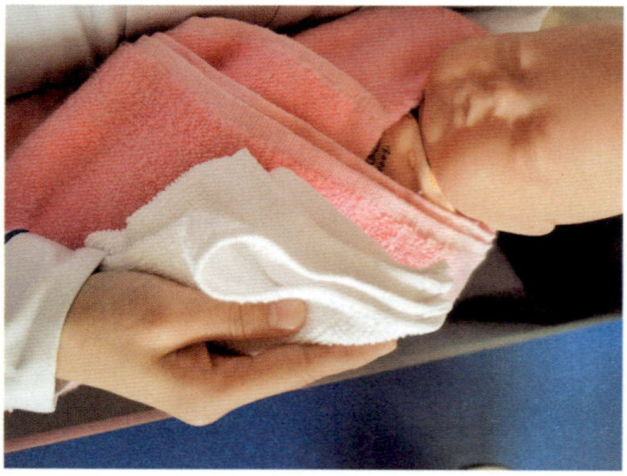

图 2–15　对折小毛巾后抓握

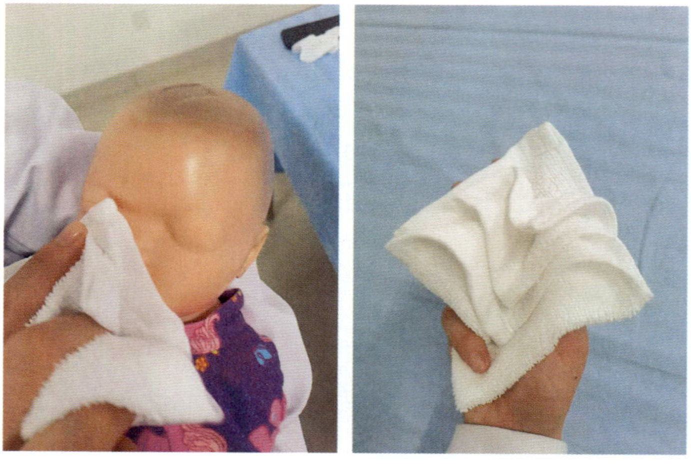

图 2–16　擦洗眼睛并将毛巾角向内折方法

（2）洗头：用左肘部和腰部夹住婴儿身体，左手臂托住其背部，左手掌托住婴儿头颈部，拇指、示指将婴儿左、右耳郭向内折，轻轻按着耳郭遮挡婴儿的外耳道（图 2–18）。右手用小毛巾将婴儿头发浸湿，再将洗发液倒在手上，抹在婴儿头上轻轻揉洗（用五指的指腹揉洗），注意洗发液不要流入婴儿眼睛。然后将婴儿头上的洗发液冲洗干净，用干净毛巾将婴儿头发擦干。

（3）洗身体：解开包裹婴儿的浴巾，将左手腕关节垫于婴儿后颈部，拇指和示指握

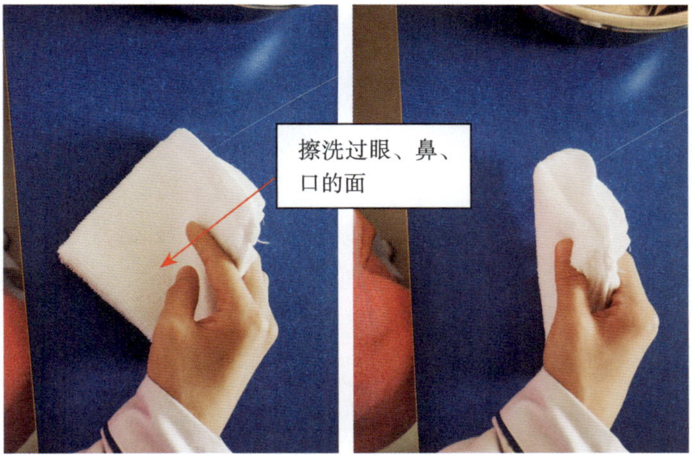

图 2-17　对折毛巾后抓握

住婴儿肩部，其余 3 指在婴儿腋下，右手托住婴儿臀部（图 2-19）。将婴儿双脚或双腿轻轻放入水中，再逐渐让水浸没臀部和腹部，身体在浴盆中保持 45°的半坐卧位（注意让婴儿先适应水温再逐渐将其放入水中）。由上而下擦洗颈部、两侧腋窝（先右后左）、前胸、腹部、腹股沟和四肢。然后将婴儿翻身（图 2-20）：左手托起婴儿，右手拇指、示指握住婴儿肩部，其余 3 指在腋下，鱼际顶住婴儿下颌，使其趴在操作者右手前臂上呈俯卧位，左手将婴儿下肢向身后捋。由上而下清洗后颈、背部、臀部、四肢；再将婴儿翻身至仰卧位，双手托住头颈部和臀部抱出浴盆，放在干浴巾上，蘸干全身皮肤（注意要将身体褶皱处及弯曲部位蘸干，且动作要轻、快）。

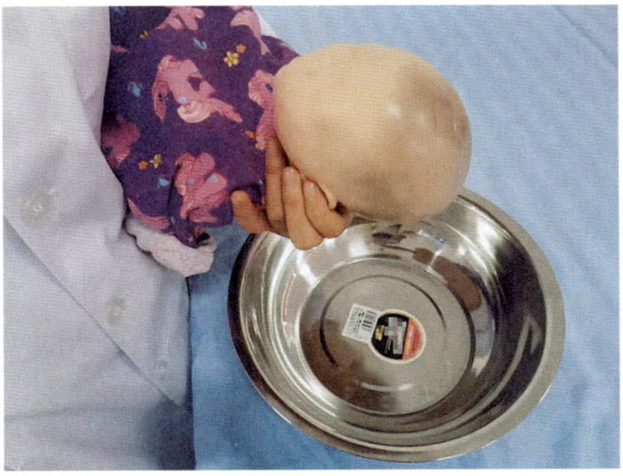

图 2-18　婴儿洗头托抱方法

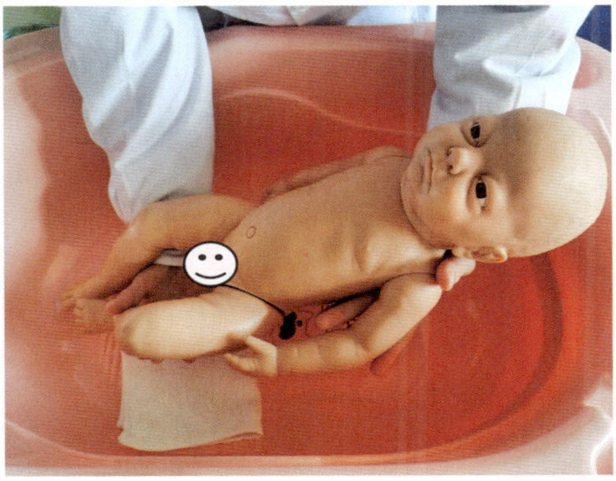

图 2-19　洗身体时的托抱方法

操作者左手固定婴儿颅顶，右手取 1 根细轴棉签，先蘸干婴儿左侧外耳道，再换另一头蘸干左侧耳郭；再取第 2 根细轴棉签用同样方法蘸干右侧外耳道、耳郭；最后取第 3 根细轴棉签用一头蘸干净一侧鼻腔，另一头蘸干净另一侧鼻腔。

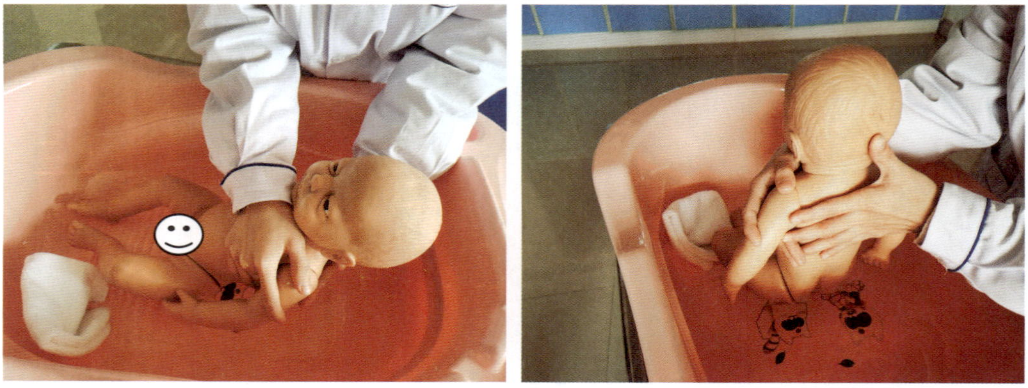

图 2-20 擦洗背部前给婴儿翻身

3. 洗浴后护理 洗浴结束后，按季节涂抹润肤用品。观察婴儿脐部有无发红，行脐部护理。用无菌棉签蘸取 75% 乙醇溶液由脐根到脐轮依次由内向外按一个方向擦拭消毒。注意保持脐部的干燥、清洁。为婴儿穿好衣服，换好纸尿裤。

4. 用物整理 洗浴用品清洁、摆放整齐。将婴儿换下的衣物清洗干净。垃圾分类处理。

【注意事项】

1. 婴儿皮肤生理特征 质地细嫩，褶皱多（婴儿颈部、腋窝、腹股沟等处皮肤），皮肤排出的皮脂、汗液多于成年人，如不及时清洗极易滋生细菌，引起皮肤不适或感染。

2. 严格掌握婴儿洗浴时机，避免在饥饿状态下洗浴。

3. 先放水，调好水温，再洗浴；洗浴的过程中目光绝对不能离开婴儿。

4. 操作者在给每个婴儿洗浴的前后均应洗手，每个婴儿自用 1 套洗浴用品；婴儿洗浴后用消毒液浸泡洗浴器具，避免交叉感染。

5. 操作者要除去首饰，剪短指甲，洗净双手；给婴儿洗浴时动作要轻柔、敏捷，**时间不要太长，控制在 5~10 分钟**；洗浴后喂少许温开水或喂奶；注意保暖，避免婴儿受寒及受伤。

6. 沐浴液不能直接滴在婴儿皮肤上；避免水误入婴儿眼、耳、口、鼻；头部有皮脂结痂时，可用液状石蜡浸润，次日轻轻梳掉结痂，再清洗。根据季节用护肤品保护婴儿皮肤。

7. 接种疫苗后暂时不洗浴，以防针孔受到污染；频繁呕吐、腹泻时暂不洗浴；有皮损时不洗浴；低体重儿要慎重洗浴，以防受环境温度的影响出现体温波动；病情不稳定的患儿暂缓洗浴。

8. 新生儿洗浴后脐部应进行消毒处理。

【任务拓展】

某男婴，足月顺产后第 3 天，出生时体重 3 kg，Apgar 评分 9 分，生命体征正常，一般状况良好。请你口述应如何为该男婴进行洗浴。

【相关知识】

为婴儿洗澡的益处：①清洁婴儿的皮肤；②消除婴儿身体疲劳；③增进婴儿食欲；

④对婴儿体温调节中枢逐渐成熟起到促进作用；⑤增进婴儿皮肤的触觉，以及对温度、压力的感知能力，进而增强对环境的适应能力；⑥加速婴儿血液循环和新陈代谢，保护上皮细胞不受伤害，调节机体各系统功能；⑦有益于婴儿睡眠，从而提高抵抗力。

（黄建安）

任务二　婴儿抚触

【概述】

婴儿抚触是按照一定的顺序和手法，轻轻地触摸婴儿皮肤，以促进其血液循环，刺激感觉器官的发育，提高身体抵抗力，促进婴儿成长的一种科学照料法。

【目的】

1. 了解婴儿抚触的相关知识。

2. 熟练掌握婴儿抚触的操作方法。

【操作准备】

1. 操作者准备　抚触前应束起头发，剪短指甲，取下戒指、手表等首饰，用洗手液清洗双手，并温暖双手。检查婴儿后也应洗手。

2. 婴儿准备　哺乳后 30~60 分钟或洗浴后，检查婴儿皮肤有无划伤，有无二便。

3. 环境准备　关闭门窗，调节室温为 26~28 ℃，确保没有对流风；环境安静、清洁；播放舒缓的音乐。选择床上适当位置或柔软、平坦的台面、铺上包被。

4. 用物准备　抚触台、洗手盆、洗手液、毛巾、抚触油 / 润肤油、湿巾、纸巾、纸尿裤（尿布）、隔尿垫、包被、衣服，必要时备垃圾桶、垃圾袋、收纳筐（图 2–21）。

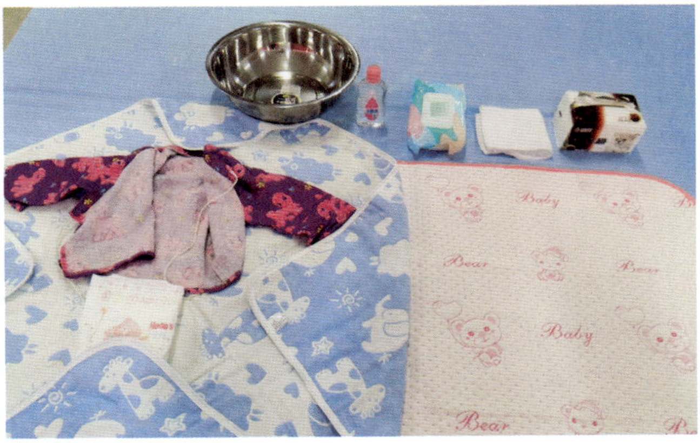

图 2–21　婴儿抚触用物准备

【操作流程与步骤】

抚触前准备 → 抚触眼部、前额、下颌 → 抚触头部 → 抚触胸部、腹部、上肢、下肢 → 抚触背部、臀部 → 抚触后护理 → 用物整理

1. 抚触前准备　抱起婴儿，核对婴儿信息；解开衣服和纸尿裤，检查全身情况并与婴儿交流。在婴儿身体健康、情绪饱满、心情愉悦、适合抚触时进行。将婴儿放于干净隔尿垫上，取适量润肤油于手掌，涂抹均匀。

2. 抚触　抚触时，体位一般是先仰卧位后俯卧位，顺序是眼部→前额→下颌→头部→胸部→腹部→上肢＋下肢→背部→臀部。每个动作重复 4~6 次，每日做 1~2 次，每次以 10~15 分钟为宜。

（1）眼部：双手 4 指放在婴儿头部两侧，先用右手拇指外侧从婴儿左侧内眦推向右眉头，还原；再用左手拇指外侧从婴儿右侧内眦推向左眉头，还原（图 2–22）。双手拇指交替为 1 遍，反复 4 遍。

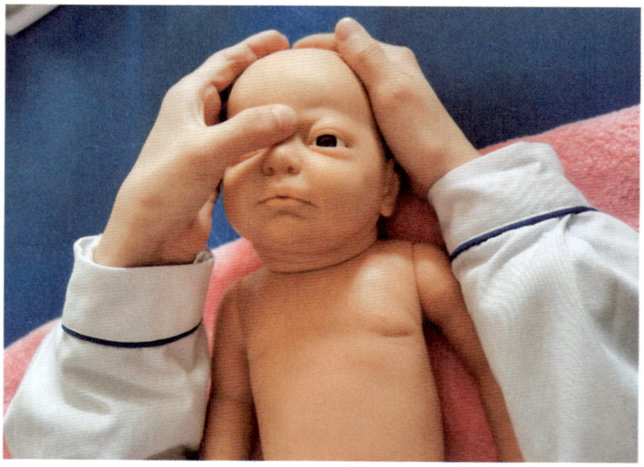

图 2–22　婴儿眼部抚触

（2）前额

第一步：双手 4 指放在婴儿头部两侧，双手拇指指尖相对，放在婴儿眉心处，双手拇指同时向两侧分开到眉尾（图 2–23）。

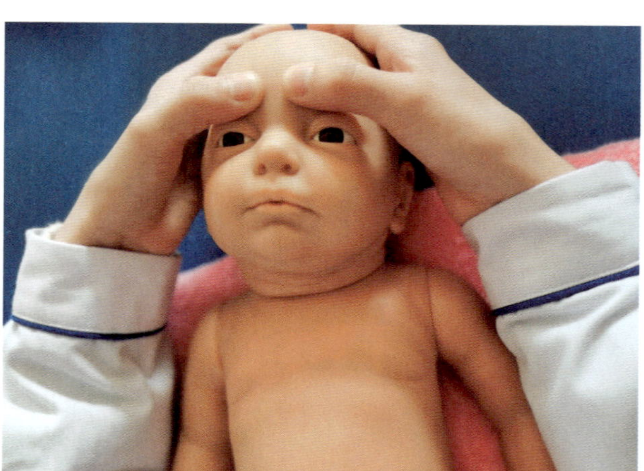

图 2–23　婴儿前额抚触第一步（从眉心到眉尾）

第二步：双手拇指指尖相对，从印堂中间取一点，同时向两侧分开到太阳穴（图 2–24）。

第三步：双手拇指指尖相对，从前额上部的前发际中心点开始，同时向两侧分开到额头上方边缘的小发际（图 2–25）。

完成以上三步为 1 遍，反复 4 遍。

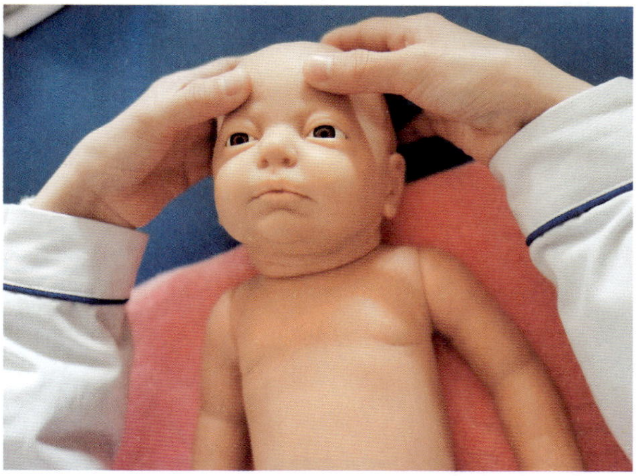

图 2–24　婴儿前额抚触第二步（从印堂到太阳穴）

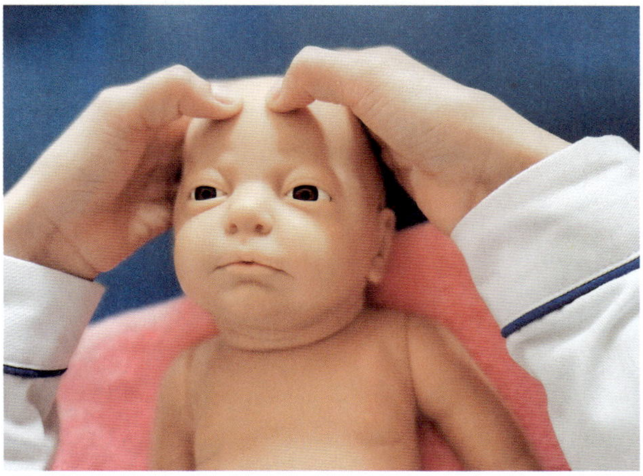

图 2–25　婴儿前额抚触第三步（从前发际到小发际）

（3）下颌（拉笑肌）

第一步：双手 4 指放在婴儿头两侧，双手拇指指尖相对，同时放在婴儿下颌中心点，双手同时向两侧推到耳垂（图 2–26）。

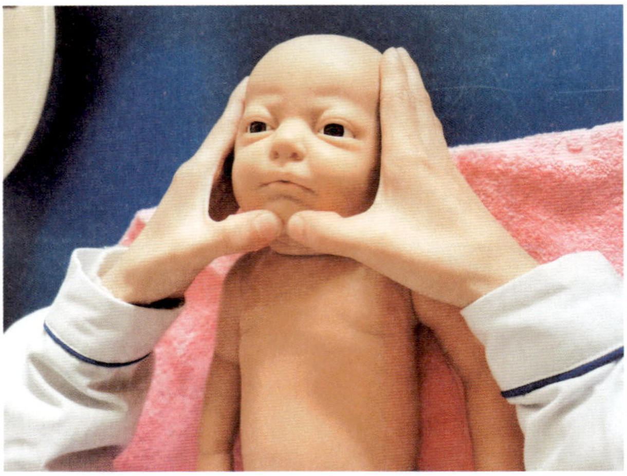

图 2-26　婴儿下颌抚触（从下颌到耳垂）

第二步：将双手拇指相对同时放在承浆穴处。双手拇指同时向两侧推到耳垂（图 2-27）。

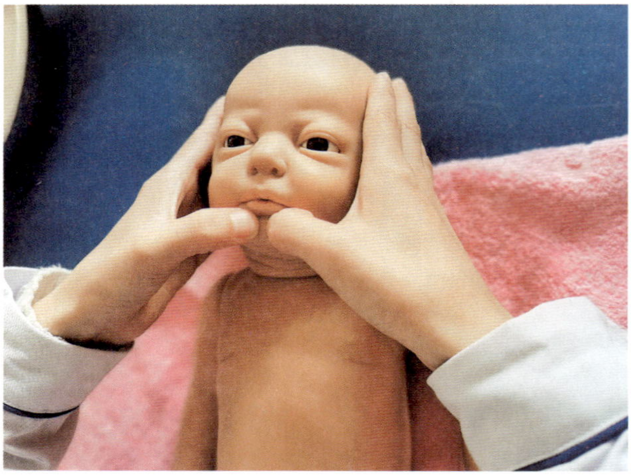

图 2-27　婴儿下颌抚触（从承浆穴到耳垂）

以上两步为 1 遍，反复 4 遍。

（4）头部

第一步：以婴儿左侧为例，左手托住婴儿头部，右手呈空心状，以中指为着力点，其余 4 指辅助中指，放在前发际中心点处（图 2-28），从前经神庭穴、百会穴，向后到第 7 颈椎，然后中指从第 7 颈椎滑向耳后。

第二步：右手呈空心状，以中指为着力点，其余 4 指做辅助，放在小发际上（图 2-29），向后经脑后到第 7 颈椎，中指再从第 7 颈椎滑向耳后。

第三步：操作者右手拇指在耳前，其余 4 指在耳后，以示指和拇指为着力点分别放在耳尖处（图 2-30），从耳尖捋到耳垂，拇指和示指轻轻揉捏耳垂。

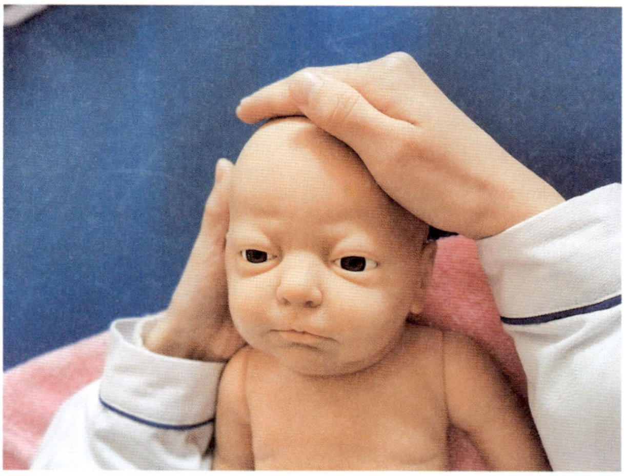

图 2-28 婴儿头部抚触（从前发际到耳后）

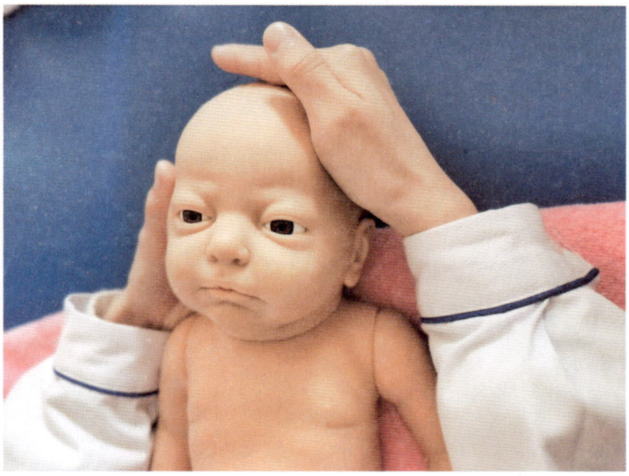

图 2-29 婴儿头部抚触（从小发际到耳后）

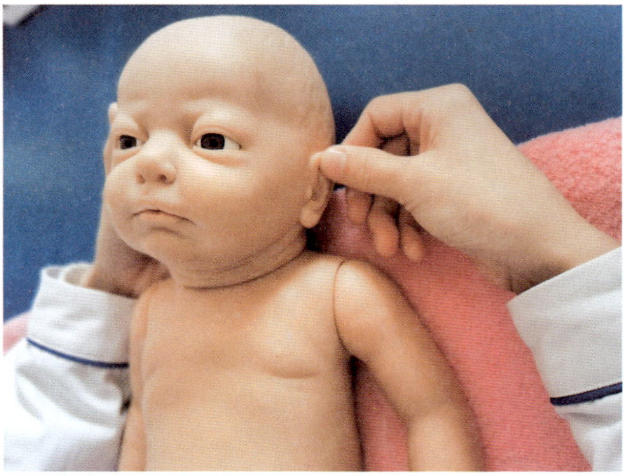

图 2-30 婴儿头部抚触（轮耳郭）

以上三个步骤重复 4 遍，再以相同手法于婴儿右侧头部抚触 4 遍。

（5）胸部：双手 4 指分别垂直放于婴儿身体两侧肋骨下缘处。右手轻轻向上提，从婴儿左肋推向右肩井处（到乳房处要避开乳头）（图 2–31），右手再返回原处；左手再轻轻向上提，反手从婴儿右肋推向左肩井处（到乳房处要避开乳头），左手再返回原处。双手交替为 1 遍，反复 4 遍。

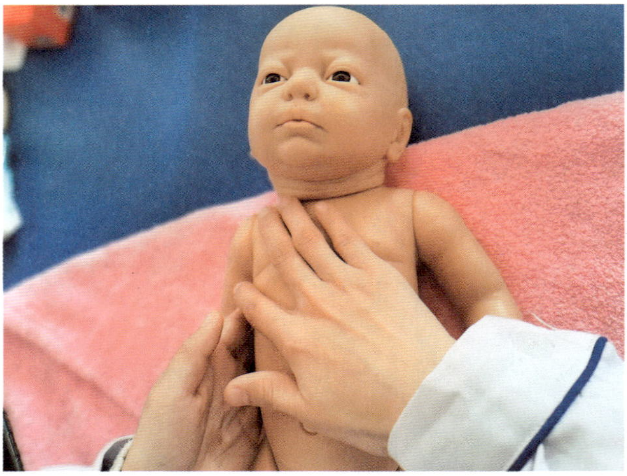

图 2–31　婴儿胸部抚触

（6）腹部：双手按顺时针方向在婴儿脐部交替划圆。右手放在婴儿右腹部，在脐上划半圆，左手接右手放在婴儿左腹部，在脐下划“V”字（图 2–32）。抚触一圈为 1 遍，反复 4 遍。

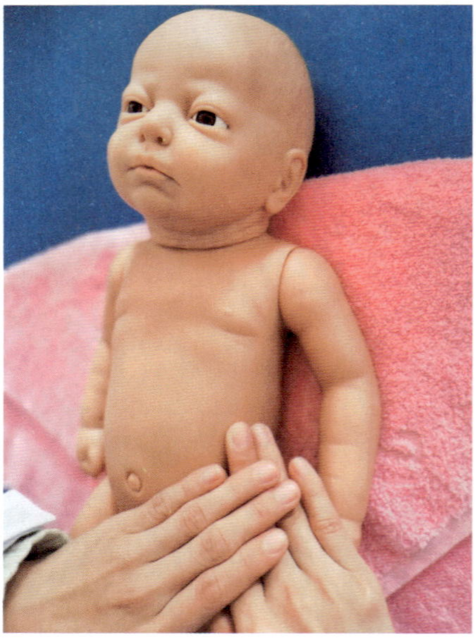

图 2–32　婴儿腹部抚触

（7）上肢：先“捋”后“捏”。先抬起婴儿右上肢，左手托住婴儿手腕，右手虎口朝下，从婴儿肩部捋到腕部（图 2–33）；再右手托住婴儿手腕，左手虎口朝下，从婴儿肩部捋到腕部。再捏，左手托住婴儿手腕，右手虎口朝下，轻轻捏婴儿的肩关节，从肩关节捋到肘关节，再轻轻捏一下肘关节，从肘关节捋到腕关节，再轻轻捏一下腕关节；再右手托住婴儿手腕，左手虎口朝下，轻轻捏婴儿的肩关节，从肩关节捋到肘关节，再轻轻捏一下肘关节，再从肘关节捋到腕关节，再轻轻捏一下腕关节。再按上述方法进行婴儿左上肢的抚触。双手交替为 1 遍，反复 4 遍。

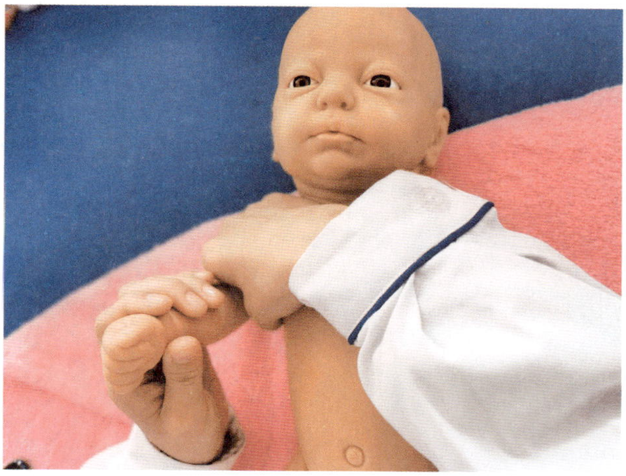

图 2-33　婴儿右上肢抚触

（8）手

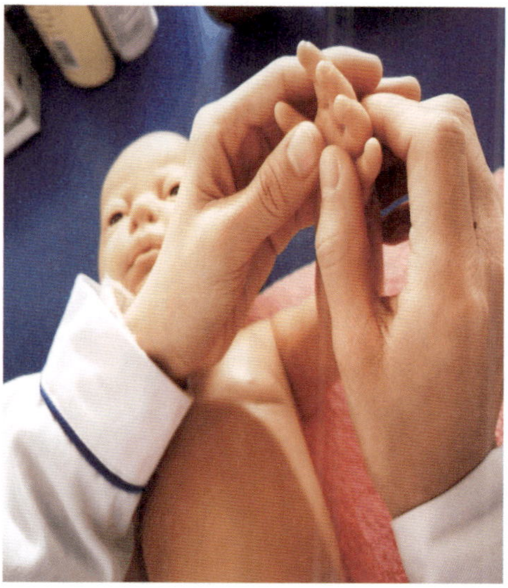

图 2-34　婴儿手心抚触

手心：双手托住婴儿的腕部，两拇指放在婴儿掌根处，右手拇指开始向上捋，左手拇指也向上捋，两拇指交替从掌根捋到指尖（图 2-34）。从掌根到指尖为 1 遍，反复 4 遍。

手背：双手托住婴儿腕部，先以右手示指和中指为着力点，从婴儿腕部捋到指尖（图 2-35）；再以左手示指和中指为着力点，从婴儿腕部捋到指尖。双手交替为 1 遍，反复 4 遍。

手指：左手托住婴儿右侧手腕，右手拇指、示指先于婴儿拇指的掌指关节处轻轻揉捏一下（图 2-36），从掌指关节捋向近侧指间关节（第 1 指关节），再轻轻揉捏一下近侧指间关节，拇指和示指再从近侧指间关节捋向远侧指间关节，揉捏；再从远侧指间关节捋向指尖。婴儿每个手指的各个指关节都要揉捏到，从拇指到指尖为 1 遍，反复 4 遍。再按上述方法揉捏婴儿左下肢。

（9）下肢：先“捋”后“捏”。抬起婴儿右下肢，双手虎口朝向操作者本人，左手托住婴儿脚踝，右手从婴儿髋关节捋到膝关节再到踝关节（图 2-37）；再右手托住婴儿脚踝，左手从婴儿髋关节捋到膝关节再到踝关节。再捏，左手虎口朝向自己，上托住婴儿脚踝，右手虎口朝向婴儿足部，轻轻捏婴儿的髋关节，从髋关节捋到膝关节，再轻轻捏一下膝关节，从膝关节捋到踝关节，再轻轻捏一下踝关节；然后以同样的方法，右手托住婴儿脚踝，左手轻轻捏婴儿的髋关节，从髋关节捋到膝关节，再轻轻捏一下膝关节，从膝关节捋到踝关节，再轻轻捏一下踝关节。再按上述方法进行婴儿左下肢的抚触。双手交替为 1 遍，反复 4 遍。

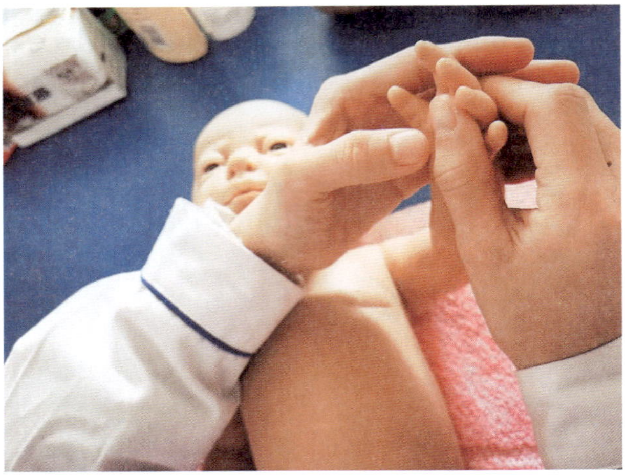

图 2-35　婴儿手背抚触

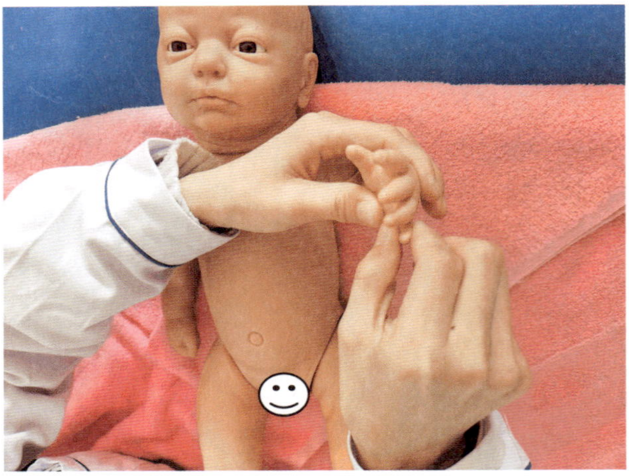

图 2-36　婴儿手指抚触

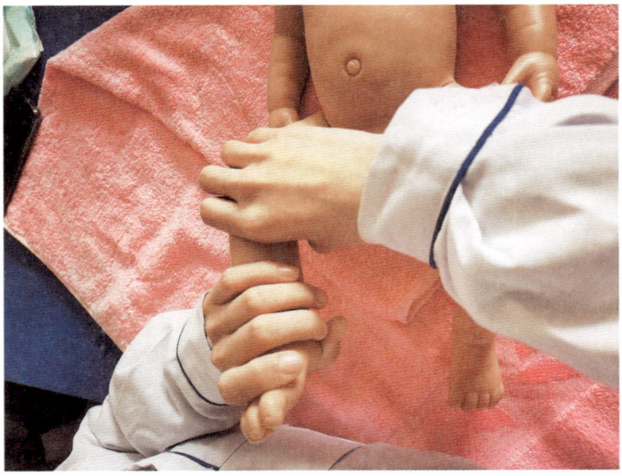

图 2-37　婴儿右下肢抚触

（10）足

足心：双手托住婴儿的右脚踝，两拇指放在婴儿足跟处，右手拇指开始向上捋，左手拇指也向上捋，两拇指交替从足跟捋到足尖（图 2-38）。从足跟到足尖为 1 遍，反复 4 遍。

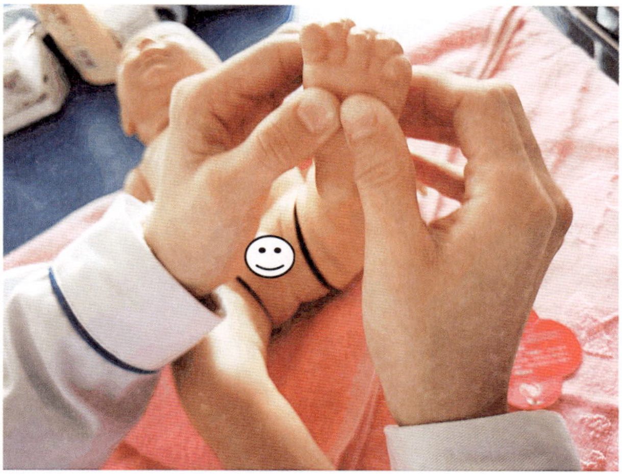

图 2-38　婴儿足心抚触

足背：双手托住婴儿脚踝，先以右手示指和中指为着力点，从婴儿脚踝捋到足尖（图 2-39）；再以左手示指和中指为着力点，从婴儿脚踝捋到足尖。双手交替为 1 遍，反复 4 遍。

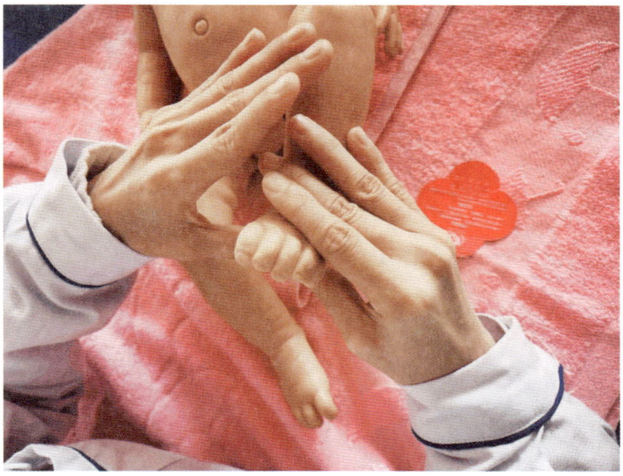

图 2-39　婴儿足背抚触

足趾：左手托住婴儿右侧脚踝，右手拇指、示指先于婴儿拇趾的跖趾关节处轻轻揉捏一下，从跖趾关节捋向近端趾间关节（第 1 趾关节），再轻轻揉捏一下近端趾间关节（第 1 趾关节）（图 2-40）；拇指和示指再从近端趾间关节捋向远端趾间关节，揉捏；再从远端趾间关节捋向趾尖。婴儿每个足趾的各个趾关节都要揉捏到，从拇趾到小趾为 1 遍，反复 4 遍。再按上述方法揉捏婴儿左下肢。

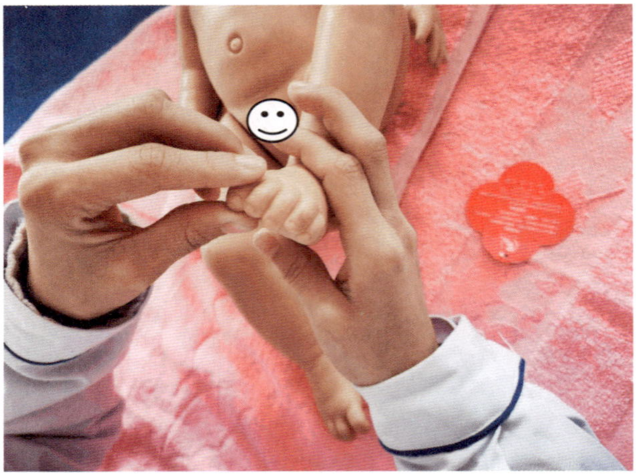

图 2-40　婴儿足趾抚触

（11）翻身：婴儿由仰卧位变为俯卧位。

左手五指分开，示指和中指放在婴儿下颌处，拇指和小指分别按压住婴儿的左臂和右臂，用右手拇指的外侧轻轻挑一下婴儿的左侧肩部，使婴儿身体倾斜（图 2-41）。随着倾斜度的增加，右手手掌护住婴儿的头、颈、肩、背，使婴儿的右臂压在身体侧下方。随着婴儿身体的倾斜，操作者将左手慢慢撤出来，使婴儿呈俯卧位。

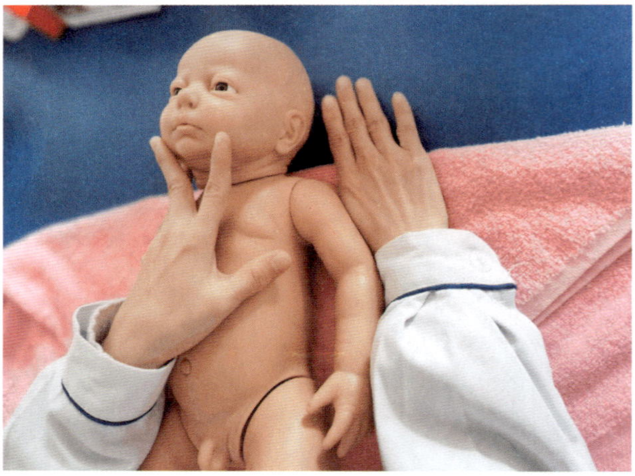

图 2-41　抚触婴儿翻身

右手向婴儿肩部移动，把婴儿的右肩抬起，握住婴儿右上臂，把婴儿右臂抬到上方；左手放在婴儿的左肩处，把婴儿的左肩抬起来，握住婴儿左臂，把婴儿的左臂抬到上方。然后，将婴儿的面部转向一侧。

（12）背部

“开背”：分 3 段，即对肩部、胸部、腰部进行抚触。以脊柱为中心，双手平放在第 7 颈椎（大椎骨）两侧，双手平行分开同时从脊柱捋向肩部（图 2-42）；以脊柱为中心，双手平放在第 7 颈椎与腰椎之间，双手平行分别同时捋向胸部两侧，至接近腋中线处；

以腰椎为中心，双手平放在腰椎处，双手平行分别同时捋向腰部两侧。完成以上步骤为 1 遍，反复 4 遍。

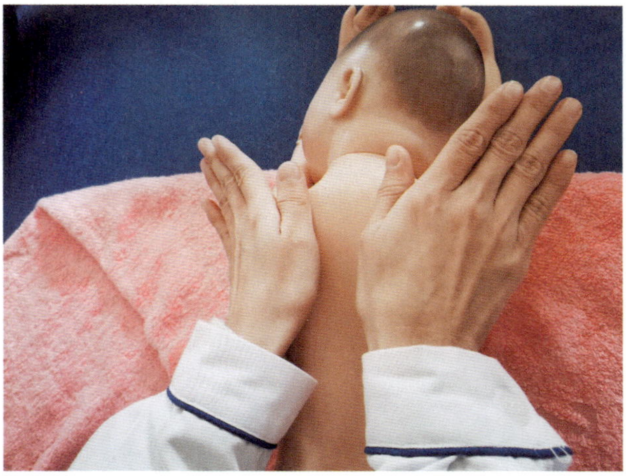

图 2–42　婴儿“开背”

捋脊椎：以右手中指为着力点，其余 4 指略抬高不触及婴儿，从第 7 颈椎捋到腰椎水平，轻轻按揉腰椎及两侧的肾俞穴（图 2–43），并对着婴儿说“宝宝抬头”，这样能刺激婴儿的中枢神经，增加婴儿颈部和背部的肌肉锻炼。从颈椎捋到腰椎为 1 遍，反复 4 遍。

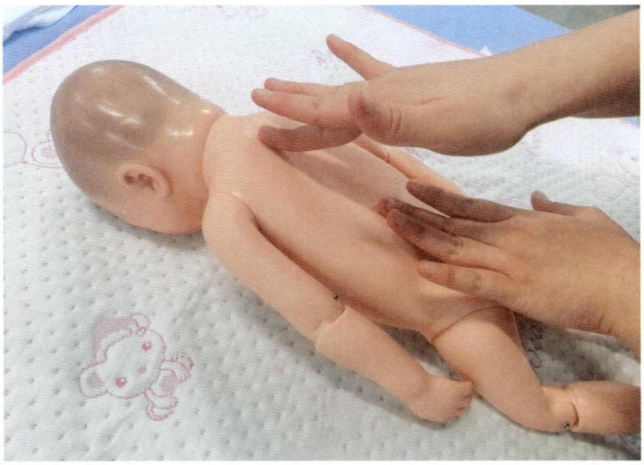

图 2–43　捋脊椎

（13）臀部：分别将双手的鱼际放在婴儿的双侧臀部，轻揉，右手按顺时针方向，左手按逆时针方向（图 2–44），使婴儿臀大肌得到放松。一圈为 1 遍，反复 4 遍。

（14）翻身：由俯卧位变成仰卧位（与仰卧位翻身至俯卧位方法相似）。先将婴儿双臂放回至身体两侧，左手五指分开，示指和中指放在婴儿头、颈部，拇指和小指分别按压住婴儿的左臂和右臂，用右手拇指的外侧轻轻挑一下婴儿右侧肩部，使婴儿身体倾斜。随着倾斜度的增加，右手示指和中指放在婴儿的下颌处，使婴儿的左臂压在身体侧下方，随着婴儿身体的倾斜，操作者将左手慢慢撤出来，使婴儿呈仰卧位。头部摆正。

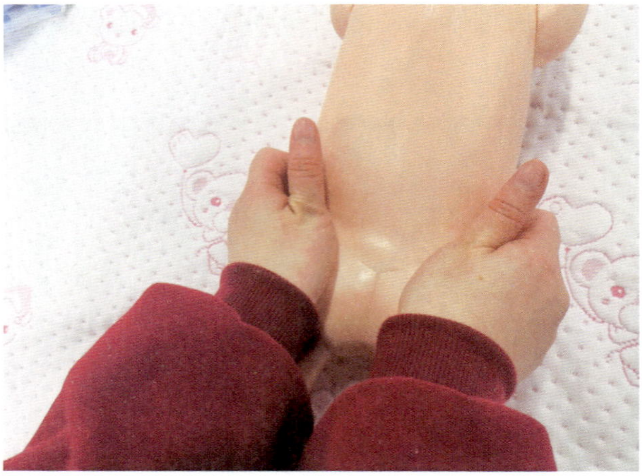

图 2-44　婴儿臀部抚触

3. 抚触后护理　抱起婴儿，收起隔尿垫，打开包被，为婴儿穿好纸尿裤和衣服，包好包被，给婴儿喂奶或喝少许温开水，再放进婴儿床休息。

4. 用物整理　整理用物，清理收纳筐，更换垃圾袋。

【注意事项】

1. 新生儿出生后的第 2 天就可以开始进行抚触，**每次抚触时间为 10~15 分钟**。

2. 抚触时先观察婴儿皮肤情况，不要在婴儿过热、过冷或过饥、过饱时抚触，最好在婴儿清醒、不疲倦、不烦躁时进行。

3. 抚触过程中手法、力度要适中、均匀，以婴儿舒适为宜，避免过轻或过重损伤皮肤。开始抚触时力度要轻，然后逐渐加力，让婴儿慢慢适应。抚触过程中应注意与婴儿进行目光与语言的交流；观察婴儿的反应，如果婴儿疲劳、哭闹、肌张力增高、肤色变化，应暂停抚触或减少抚触时间。

4. 抚触胸部时避开双侧乳头；抚触腹部时避开脐部和膀胱；抚触四肢时，如果新生儿四肢屈曲，不要强迫其伸直，以免造成关节脱位。

5. 润肤油不能接触婴儿眼部，也不能直接倒在婴儿的身上。

6. 抚触者应怀有愉悦的心情，满怀爱心地去抚触婴儿，这样才会将良好的信息传递给婴儿，自然会使其更加安静、舒适。

【任务拓展】

新生儿，足月顺产后第 2 天，出生时体重 3.5 kg，Apgar 评分 8 分，生命体征正常，一般状况良好。请你口述如何为该新生儿进行抚触。

【相关知识】

婴儿抚触可以增进母婴情感交流，促进婴儿各系统的生长发育，具体如下。

1. 促进皮肤血液循环和新陈代谢。

2. 改善呼吸、循环系统功能，使新生儿呼吸平稳。

3. 促进婴儿对食物的消化吸收和排泄，增加新生儿的食量，加快体重的增长。

4. 抚触四肢及背部能增加四肢运动的协调性，增强肢体的触觉反应能力和灵活性，舒缓背部肌肉。

5. 促进婴儿大脑和智力发育，稳定情绪，减少哭闹，促进睡眠。
6. 增强机体的免疫力，提高应激能力。
7. 促进母婴情感交流，有助于唤起母性，增强婴儿的安全感。

（黄建安）

任务三　脐部护理

【概述】

新生儿出生后，应及时消毒并用无菌敷料包扎脐带残端。在脐带脱落前后应保持局部干燥，观察有无出血、渗液，根据脐部情况每日消毒数次。脐部护理不当时容易发生感染，俗称“新生儿脐炎”。新生儿脐炎是指脐带残端的细菌性感染，主要为脐带护理不当，或者脐带脱落前后敷料被粪便和尿液污染，或者脐带被产道内细菌污染所致，常见症状为脐带脱落后伤口迁延不愈，脐部红肿、有分泌物。

【目的】

能够依据新生儿护理知识，对脐部采取妥善护理措施。

【操作准备】

1. 操作者准备　束起头发，剪短指甲，摘下手表及首饰，洗净双手（七步洗手法），温暖双手。

2. 婴儿准备　新生儿取仰卧位，于适宜室温下暴露脐部。

3. 用物准备　0.5% 聚维酮碘或 75% 乙醇溶液、医用棉签、小毛巾、纸尿裤，必要时备云南白药。

4. 环境准备　调节室温为 26~28 ℃，保持环境整洁。

【操作流程与步骤】

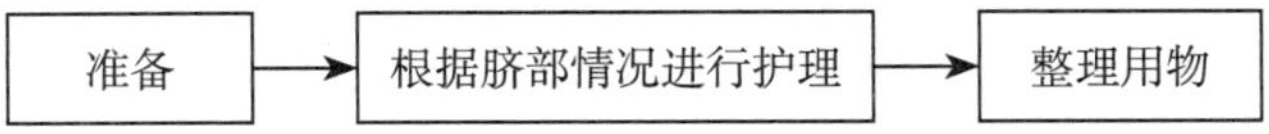

1. 脐带脱落前的护理　根据脐部情况采取相应的措施。

（1）脐部干燥：先用干净的医用棉签蘸取 0.5% 聚维酮碘或 75% 乙醇溶液擦拭脐部表面，将脐痂软化，用一只手的拇指和示指分开脐部，另一只手换一根干净的医用棉签蘸 0.5% 聚维酮碘或 75% 乙醇溶液，深入婴儿的脐窝深处（根部），到脐轮依次由内向外按顺时针方向擦拭、消毒一圈，再换一根干净的医用棉签擦一圈，直到脐部没有分泌物。

（2）脐部渗液：先用干净的医用棉签伸入脐窝深处擦一圈，吸走渗液，然后用蘸有 0.5% 聚维酮碘或 75% 乙醇溶液的医用棉签伸入脐窝深处进行消毒，直到脐部没有任何分泌物为止。

（3）脐部渗血：处理方法与吸取渗液一样，在脐窝深处消毒时可以将医用棉签多压数分钟。

2. 脐带脱落后的护理

（1）脐部干燥：按照脐痂脱落前的消毒、干燥方法继续操作 2~3 天。

（2）脐部渗液：脐痂脱落之后可以继续每天消毒，直到没有渗液后再继续消毒3天。

（3）脐部渗血：若脐痂脱落后仍有渗血，可以消毒后喷洒少量云南白药，直至没有渗血，然后继续消毒2~3天。

3. 整理用物　将所用物品清洁、整理，摆放整齐。

【注意事项】

保持护脐贴敷料和脐部的干燥。

【相关知识】

1. **脐带脱落发生在新生儿出生后的**3~7天，7天后脐带仍未脱落者，应注意观察脐部有无红肿和分泌物等情况。

2. 脐带未脱落前一般用0.5%聚维酮碘或75%乙醇溶液消毒2~3次/天，护脐贴被尿液或渗液浸湿后，应适当更换并增加消毒次数。

3. 如新生儿使用纸尿裤，应**尽量避免纸尿裤边摩擦新生儿脐部**。

4. 如果发现婴儿脐部有渗液，应考虑脐尿管瘘的可能，需要到医院进行进一步诊断和治疗。脐窝有渗血时，擦拭力度不宜过大，用力过大易导致愈合不良，将血液清除即可。

（陈　凡）

第三节　婴儿紧急情况处理

任务　婴儿气管异物

【概述】

婴儿气管异物是耳鼻咽喉科常见的急危疾病之一，多见于婴幼儿，严重性取决于异物的性质和造成气道阻塞的程度，轻者可致肺部损害，重者可窒息死亡。

婴儿发生气管异物时可有反复剧烈咳嗽、喘鸣、气促，甚至呼吸困难等。

【目的】

能根据婴儿护理知识，对婴儿气管异物进行紧急处理。

【操作准备】

消毒棉球、椅子。

【操作流程与步骤】

准备 → 检查 → 急救

1. 让婴儿仰卧，打开口腔，仔细检查口腔内部及咽喉部。

2. 如在可视范围内发现有异物阻塞气管，可试着用手指伸到该处将阻塞物取出。

3. 若上述处理方法失败，可采用拍背法和（或）推腹法进行急救。观察到婴儿气管异物发生，首先立刻拨打急救电话“120”并呼救，同时施行家庭急救措施。

（1）拍背法：①护理人员坐在椅子上，双脚与地面呈 90°，左脚向前半步，使双膝呈高低位；②护理人员的拇指、示指呈“八”字握住婴儿下颌，手掌小鱼际贴近婴儿胸部，并将其放于双腿上；③婴儿前胸部紧贴护理人员的膝部，头部略低，保持婴儿呼吸道通畅；④护理人员以适当力量用掌根拍击婴儿两肩胛骨中间的脊椎部位，拍击 4~5 次异物可被咳出；⑤以上方法如有异物排出，护理人员应迅速从口腔内清除阻塞物，以防再度阻塞气管，影响正常呼吸。

（2）推腹法：在拍背法的基础上，将婴儿翻身，将示指、中指放于上婴儿腹部（脐上 2 横指处），向内、向上推压 5 次。

上述动作可反复进行，直至异物被咳出。异物排出后，安抚婴儿使其躺好、休息。将呕吐的异物清理干净。

【注意事项】

如经过上述方法处理无效，救护车也不能及时赶到，则应保持操作姿势，立即**赶往就近医院急诊就医**。

【任务拓展】

请演示如何处理婴儿气管异物。

【相关知识】

增强照顾者的安全防范意识，避免让婴儿进食坚果，不把小玩具放入婴儿口中，婴儿进食中避免其说话、哭闹。当婴儿进食时发生哭闹，应尽快取出口中的食物。

（陈　凡）

第三章

婴儿早期运动发展训练

任务一　婴儿被动操（0~6 个月）

【概述】

婴儿被动操是完全在成年人的帮助下，婴儿被动地改变身体姿势的一种训练活动，适用于 0~6 个月的婴儿。主要锻炼胸、臂肌肉，锻炼肩关节、肘关节、髋关节、膝关节、踝关节及其韧带的功能，锻炼双侧下肢的肌力等。

【目的】

1. 了解婴儿被动操的定义和功能、适宜月龄、训练时间、注意事项。

2. 熟练掌握婴儿被动操的操作方法。

【操作准备】

1. 操作者准备　束起头发、剪短指甲，摘下手表和其他饰品，洗净双手（七步洗手法），温暖双手。

2. 婴儿准备　检查二便，观察婴儿情绪是否饱满，使婴儿注意力集中。

3. 用物准备　天然植物油、温水杯、小方巾、湿巾、纸巾、适合婴儿做操的软硬适宜的棉垫或床铺。

4. 环境准备　保持室内空气新鲜，室温调至 20~25 ℃，环境整洁、安全，播放优美、欢快的音乐。

【操作流程与步骤】

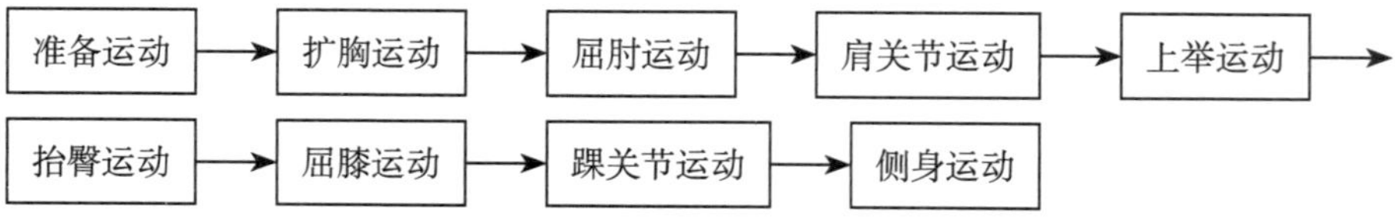

1. 被动操有关说明　0~6 个月婴儿处于原始反射支配时期，以移动运动为主，动作发展是仰卧、俯卧、抬头、翻身、蠕行、抱坐和扶坐等。此阶段婴儿运动训练的重点是训练婴儿的四肢肌力、平衡能力、关节活动能力及身体协调性等相关动作能力。

2. 运动前准备　运动前进行互动交流和热身运动。

（1）互动交流：操作人员双手掌心涂抹少量天然植物油相互揉搓，温暖双手。婴儿仰卧于软硬适中的平面（床或桌子）上，给婴儿脱去宽大的外衣，检查纸尿裤（尿布）是否需要更换。注意与婴儿亲切交流，将婴儿取仰卧位，确认环境安全。操作人员站在婴儿足侧，头部向婴儿头部微倾，保持目光亲切交流。

（2）热身运动：操作人员双手握住婴儿双手腕关节向上轻轻抓握，按摩 4 下，至肩部；再由踝关节轻轻按摩 4 下，至大腿根部；由胸部自内向外打圈按摩至腹部，每个动作重复 4~6 次。缓解婴儿肌紧张、关节僵硬的状态。

3. 被动操运动 包括扩胸运动、屈肘运动、肩关节运动、上举运动、抬臀运动、屈膝运动、踝关节运动、侧身运动，每节做 4 个 8 拍。

（1）扩胸运动：预备姿势为婴儿仰卧，护理人员站在婴儿足侧，把双手拇指放在婴儿掌心让婴儿握住，然后轻轻握住婴儿双手（大手握小手）（图 3-1）。操作者握住婴儿手背和手腕，将婴儿双臂向体侧外平展，与身体呈 90°，使上肢与躯干呈“十”字形，掌心向上（第 1、2 拍）（图 3-2）；再将婴儿双臂拉至胸前交叉，掌心相对（第 3、4 拍）（图 3-3）；然后双臂慢慢打开，同第 1、2 拍（第 5、6 拍）；再还原到大手握小手于婴儿身体两侧的状态（第 7、8 拍）。

（2）屈肘运动：婴儿仰卧，护理人员把双手拇指放在婴儿掌心让婴儿握住，轻握婴儿双手手背和手腕（大手握小手）。将婴儿右侧前臂轻轻向上弯曲，使小手尽量接近耳侧

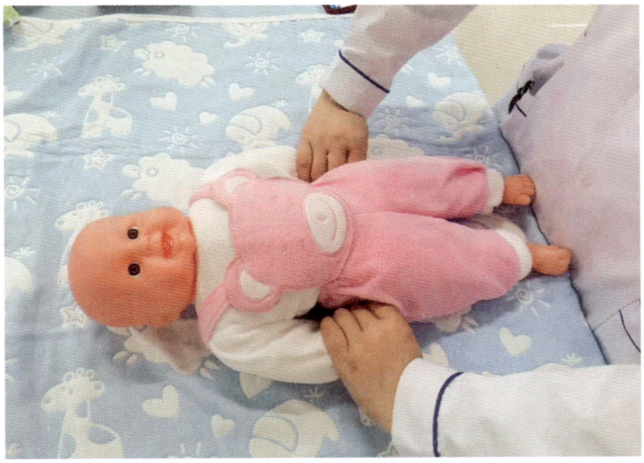

图 3-1 扩胸运动预备姿势

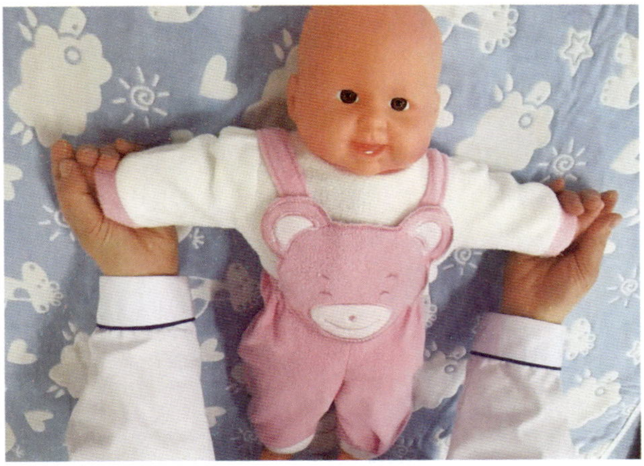

图 3-2 扩胸运动（第 1、2 拍）

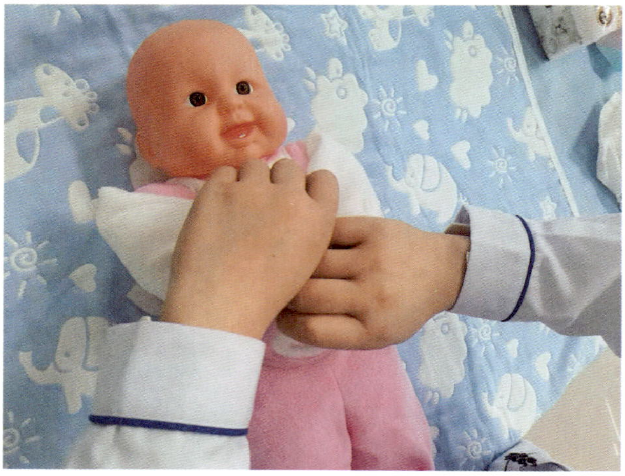

图 3–3 扩胸运动（第 3、4 拍）

（第 1、2 拍）（图 3–4）；将右侧前臂伸直、还原（第 3、4 拍）。将婴儿左侧前臂轻轻向上弯曲（第 5、6 拍）；将左侧前臂伸直、还原（第 7、8 拍）。左、右侧轮换共 4 个 8 拍。

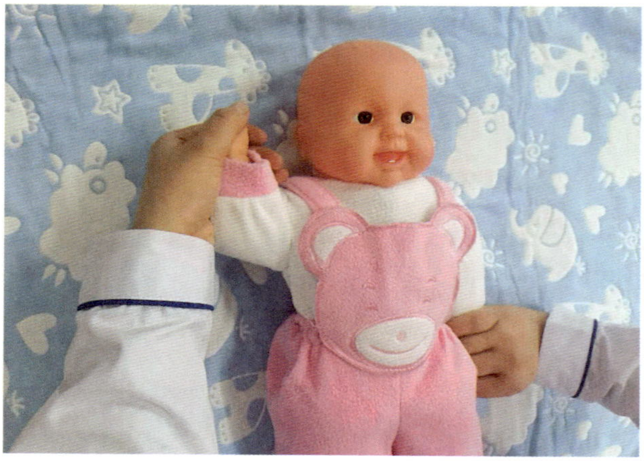

图 3–4 屈肘运动（第 1、2 拍）

（3）肩关节运动：婴儿仰卧，护理人员把双手拇指放在婴儿掌心让婴儿握住，轻握婴儿双手手背和手腕（大手握小手）。握住婴儿右手将手臂拉直，以婴儿的肩关节为轴心，从贴近婴儿身体处由内向外环形旋转肩部 1 周（第 1、2 拍）（图 3–5），还原（第 3、4 拍）；握住婴儿左手将手臂拉直，以婴儿的肩关节为轴心，从贴近婴儿身体处由内向外环形旋转肩部 1 周（第 5、6 拍），还原（第 7、8 拍）。

（4）上举运动：婴儿仰卧，护理人员把双手拇指放在婴儿掌心让婴儿握住，轻握婴儿双手手背和手腕（大手握小手）。第 1~4 拍同扩胸运动。婴儿双臂向体侧外平展，与身体呈 90°，上肢与躯干呈“十”字形（第 1、2 拍）；双臂于胸前交叉，掌心相对（第 3、4 拍）。以肩关节为轴心，双手上举婴儿双臂过头顶，掌心向上（第 5、6 拍）；还原至身体两侧（第 7、8 拍）。

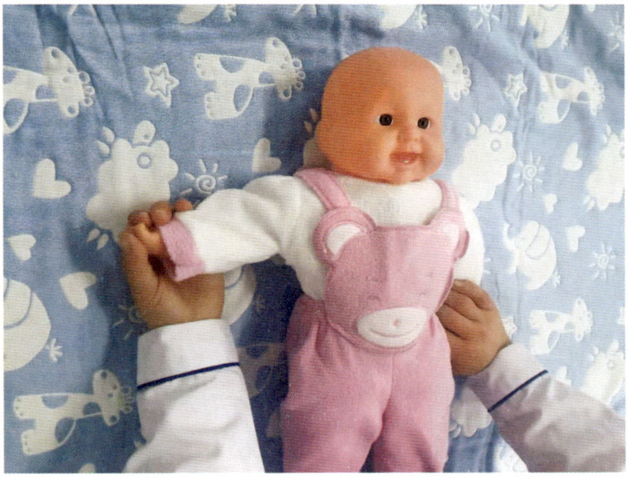

图 3-5　肩关节运动（第 1、2 拍）

（5）抬臀运动：婴儿仰卧，双下肢伸直、平放。护理人员双手同时握住婴儿膝关节，将婴儿双腿伸直并拢，慢慢上举至 90°（第 1~4 拍）（图 3-6）；再慢慢还原（第 5~8 拍）。

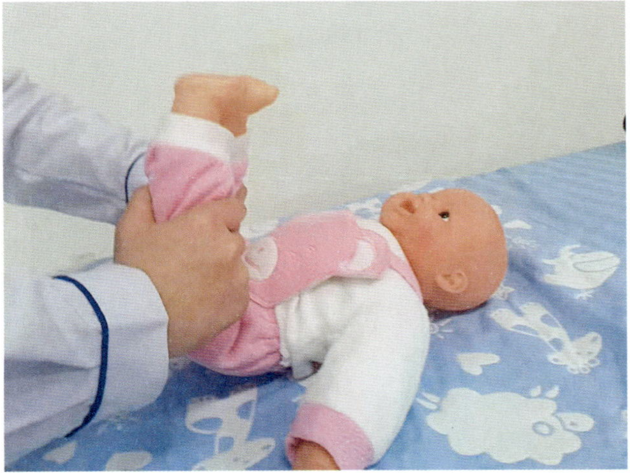

图 3-6　抬臀运动（第 1~4 拍）

（6）屈膝运动：婴儿仰卧，双腿伸直。先弯曲婴儿右腿，使婴儿的大腿前侧尽量贴近腹部（第 1、2 拍）（图 3-7）；还原，伸直右腿（第 3、4 拍）。然后换左腿，按照同样的方法完成第 5~8 拍。左、右腿轮换，共 4 个 8 拍。

（7）踝关节运动：婴儿仰卧，护理人员的左手托住婴儿右侧踝关节，右手握住婴儿右足前掌。将婴儿的足尖向上，屈踝关节（第 1、2 拍）（图 3-8）；拉足尖向下，伸展踝关节（第 3、4 拍）；拉足尖向踝关节内侧屈（第 5、6 拍）（图 3-9）；拉足尖向踝关节外侧屈（第 7、8 拍）。然后换左侧踝关节，按照同样的方法完成第 1~8 拍。左、右腿轮换，共 4 个 8 拍。

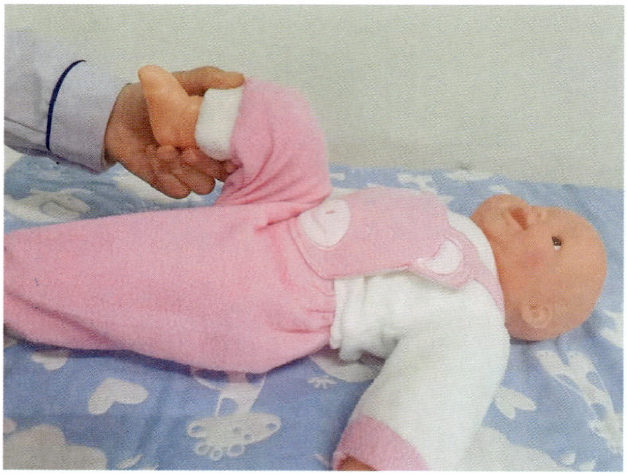

图 3-7　屈膝运动（第 1、2 拍）

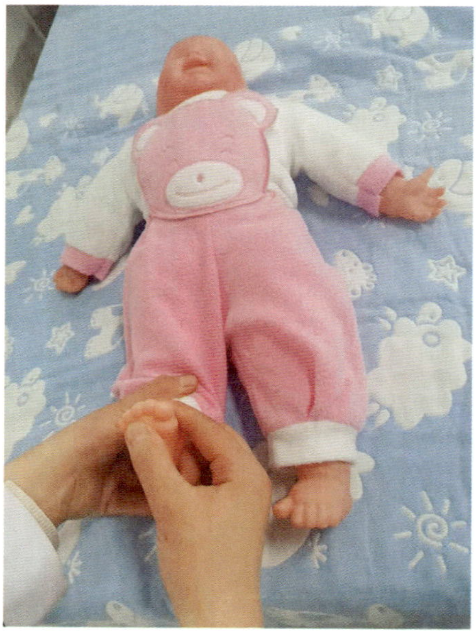

图 3-8　踝关节运动（第 1、2 拍）

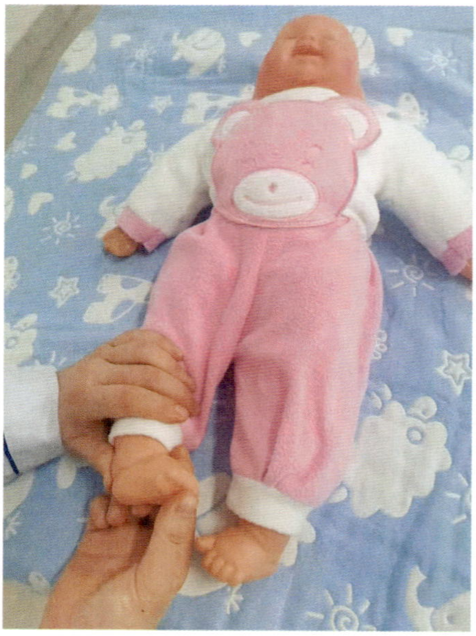

图 3-9　踝关节运动（第 5、6 拍）

（8）侧身运动：婴儿仰卧并腿，双臂自屈曲放在胸腹前。护理人员左手轻轻握住婴儿双手放在婴儿胸前，右手扶在婴儿肩部将婴儿由仰卧位转为右侧卧位（第 1~4 拍）（图 3-10），慢慢还原（第 5~8 拍）；再按照同样的方法将婴儿从仰卧位转为左侧卧位，慢慢还原。左、右方向轮换，共 4 个 8 拍。

4. 运动后护理　给婴儿擦净双手，喂奶或喝少许温开水，让婴儿躺好休息。整理用物。

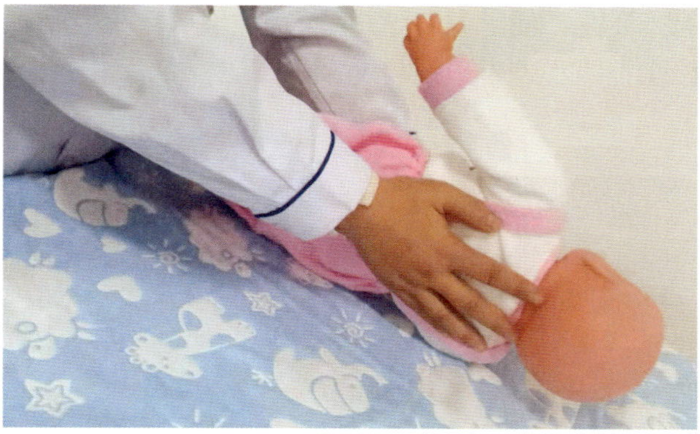

图 3-10　侧身运动（第 1~4 拍）

【注意事项】

1. 婴儿被动操一般在婴儿**进食后 1 小时**进行，每天上午、下午各 1 次，每次不超过 15 分钟。饥饿状态下婴儿无兴趣，效果不佳。婴儿刚进食完毕做操，容易引起溢奶或呕吐。

2. 注意动作柔和、轻缓，手法要准确。要随时注意婴儿的表情反应、与婴儿进行交流。

3. **婴儿为患病时可暂停做操**，病愈后再恢复。

4. 被动操后要及时为婴儿补充水分、穿好外衣，让其**安静地休息半小时**。

【任务拓展】

男婴，2 个月，生长发育及一般情况良好，其母亲向护士咨询做被动操的方法。请你口述为该男婴做被动操的方法。

（张　越）

任务二　婴儿手指操（7~12 个月）

【概述】

为婴儿进行手指操练习可以锻炼和提高其精细动作能力。精细动作能力是指 7~12 个月婴儿依次出现将玩具从一手换到另一手、拍手、从抽屉中取出玩具、拇指及示指对指拿东西、将圆圈套在木棍上。

本阶段精细动作能力训练的重点是训练婴儿抓握、对击玩具、捏取物体、投放玩具、翻书等动作，以提高动作的协调性。

【目的】

1. 了解婴儿手指操的定义和功能，说出婴儿手指操的适宜月龄、训练时间、训练准备、注意事项。

2. 熟练掌握婴儿手指操的操作方法。

【操作准备】

1. 操作者准备　束起头发，剪短指甲，除去手表及饰品，洗净双手（七步洗手法）并温暖双手。

2. 婴儿准备　检查婴儿二便，观察婴儿情绪是否饱满，使婴儿注意力集中。

3. 用物准备　温水杯、小方巾、湿巾、纸巾，适合婴儿坐稳的靠垫或带环形椅背的座椅（图 3–11）。

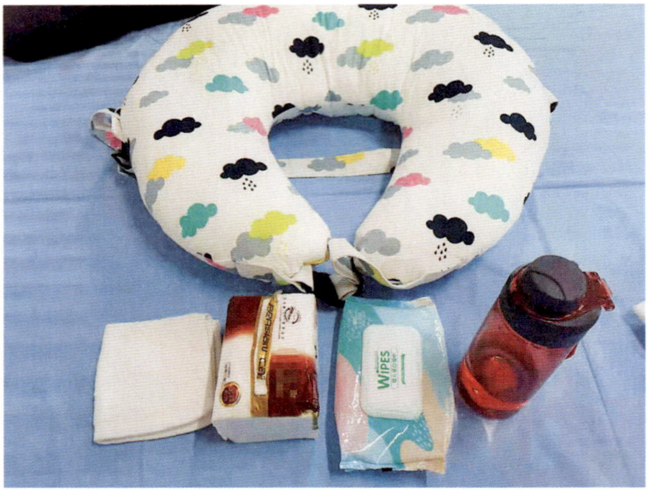

图 3–11　婴儿手指操用物准备

4. 环境准备　调节室温为 26~28 ℃，环境整洁、安全，温度适宜时也可在室外。

【操作流程与步骤】

运动前准备 → 配合儿歌做动作 → 运动后整理

1. 运动前准备　选择合适的动作、音乐和儿歌。婴儿露出双手。

2. 配合儿歌做动作

（1）“小手拍拍，小手拍拍”：两只手掌对拍。

（2）“手指伸出来，手指伸出来”：伸出左、右手，摆动。

（3）“眼睛在哪里？”：右手握拳，伸出示指，指向右侧眼睛。

（4）“眼睛在这里！”：左手握拳，伸出示指，指向左侧眼睛。

（5）“用手指出来，用手指出来”：两手示指同时指向两侧眼睛，随着韵律摆动双手示指。

3. 运动后整理　运动结束后，给婴儿擦净双手，让其躺好休息。整理所用物品并摆放整齐。

【注意事项】

1. 7~12 个月婴儿对语言有很敏感的辨别能力，可以发出连续音节，初步有了语音和语义的联结意识，有些婴儿能说出有意义的词；**此阶段语言训练的重点是指认游戏，帮助婴儿对生活中熟悉之物进行命名**；在婴儿发展的不同阶段，提供不同的手指动作，可以发展良好的感知觉和运动能力。

2. 婴儿手指操练习要与感知活动、语言活动等有机结合起来，把单调的练习变成有趣的游戏。

3. **婴儿手指操内容要和实际生活相联系**。护理人员可以将婴儿日常生活中的一些常见活动设计成可被接受的动作，让婴儿对手指操更感兴趣。

4. 本手指操可以重复句式，指向不同部位，如口、鼻等。

5. 婴儿手指操于哺乳后半小时左右进行，每日次数不限，每次 3~5 分钟。

6. 如果婴儿自己无法自如地伸出手指，要耐心帮助婴儿完成这些动作。做操时语气、动作都要轻柔，婴儿感到不舒服就不要强迫其完成。

7. 手指操歌词应正确，手法娴熟、流畅，富有美感；能引起婴儿共鸣，使婴儿心情愉悦。

【任务拓展】

男婴，8 个月，一般情况良好，开始学会撕纸、捏小东西，其母亲向护士请教婴儿手指操的操作流程。请口述如何为该男婴做手指操。

（张　越）

附　录

各项技能操作评分参考

本部分涉及的各项技能操作考核评分根据 1+X 母婴护理职业技能等级证书（初级）、1+X 母婴护理职业技能等级证书（中级）操作技能考评设置，对比前文略精减，可作为操作时的考核参考。

一、待产包准备

序号	考核内容	考核要点	配分	评分标准	扣分	得分
1	操作目的	能做好分娩的物品准备，产妇、新生儿所需用品齐全	5	本项未口述或口述不正确扣 5 分		
2	用物准备	操作台、手推车、背包各 1 个，手提包若干个及各类所需物品	5	每有一项未操作（口述）或操作（口述）不正确扣 5 分		
3	操作准备	洗净双手，束好头发，着装整洁	5	本项未操作（口述）或操作（口述）不正确扣 5 分		
4	操作步骤	（1）准备随身物品：孕妇的身份证、产检证明、母婴健康手册、医保卡、银行卡、现金、手机、笔、笔记本等	15	每少操作（口述）一项扣 2 分，最多扣 15 分		
		（2）准备孕妇用品：内衣、一次性内裤、睡衣、外套、帽子、围巾、月子鞋、袜子；护理垫、产妇专用卫生纸、卫生巾、马桶垫；洗漱用品、纸巾、湿巾；巧克力、功能性饮料等	30	每少操作（口述）一项扣 2 分，最多扣 30 分		
		（3）准备新生儿用品：纸尿裤、隔尿垫、棉尿布、婴儿方巾、开衫、包被（毯）、帽子、奶瓶、奶粉、奶瓶刷、洗护用品、吸奶器、小勺、小碗等	25	每少操作（口述）一项扣 2 分，最多扣 25 分		
		（4）整理要求：将准备好的待产包内物品收纳、摆放整齐	4	本项未操作（口述）或操作（口述）不正确扣 4 分		

续表

序号	考核内容	考核要点	配分	评分标准	扣分	得分
5	整理	将所用物品送回物品架，摆放整齐	3	本项未操作（口述）或口述（操作）不正确扣 3 分		
6	操作人员	（1）普通话标准 （2）声音清晰、响亮 （3）仪态端庄	6	每有一项未达标扣 2 分，最多扣 6 分		
7	时间	10 分钟	2	超时扣 2 分		
合计	100 分					

二、产后恢复操

序号	考核内容	考核要点	配分	评分标准	扣分	得分
1	概念考核	（1）产后恢复操的作用：协助产褥期妇女子宫复旧，尽快恢复盆底肌张力 （2）产后恢复操的原则：训练前排除禁忌证，循序渐进，量力而为	6	每有一项未口述或口述不正确扣 3 分，最多扣 6 分		
2	用物准备	合适的床或瑜伽垫、温开水、干净毛巾、卫生巾、纸巾、干净衣服	6	每有一项未操作（口述）或操作（口述）不正确扣 1 分，最多扣 6 分		
3	操作准备	产妇衣着宽松、舒适，“一去”即去枕平卧，“二松”即松腹带及发带，“三空”即排空乳房及二便	8	每有一项未操作（口述）或操作（口述）不正确扣 5 分，最多扣 8 分		
4	操作步骤	（1）抬头运动 （2）扩胸运动 （3）腹肌运动 （4）抬臀运动 （5）屈膝运动 （6）盆底肌运动 （7）膝胸运动 （8）仰卧起坐	56	（1）操节完整：少做一节或一节动作不完整扣 3 分，最多扣 24 分 （2）手法准确：本项不达标，每节扣 1 分，最多扣 8 分 （3）动作轻柔：本项不达标，每节扣 1 分，最多扣 8 分 （4）观察反应：本项不达标，每节扣 1 分，最多扣 8 分 （5）亲切交流：本项不达标，每节扣 1 分，最多扣 8 分		

续表

序号	考核内容	考核要点	配分	评分标准	扣分	得分
5	**整理**	产妇整理衣服，卧床休息。收起物品	2	本项未操作（口述）或操作（口述）不正确扣 2 分		
6	**注意事项**	（1）从轻微动作开始，逐渐增加运动量 （2）身体不适时不要做操。注意观察恶露，恶露增多则停做 （3）行会阴侧切的产妇，在伤口恢复前先不做屈膝、抬臀及盆底肌运动 （4）剖宫产产妇可以暂缓进行仰卧起坐	12	每有一项未口述或口述不正确扣 3 分，最多扣 12 分		
7	**操作人员**	（1）普通话标准 （2）声音清晰、响亮 （3）仪态端庄 （4）操作前与产妇亲切交流	8	每有一项未达标扣 2 分，最多扣 8 分		
8	**时间**	15 分钟	2	超时扣 2 分		
合计	100 分					

三、月子餐制作——丝瓜通草鲫鱼汤

序号	考核内容	考核要点	配分	评分标准	扣分	得分
1	**概念考核**	产后第 1 周产妇的饮食重点：应以排净恶露、促进伤口愈合、化淤消肿、催生乳汁为主要目的。故饮食不宜油腻，饮食要清淡、易消化，促进子宫收缩，并适合产妇的个人体质	3	本项未口述或口述不正确扣 3 分		
2	**用物准备**	厨具、餐具、所需食材、操作台、垃圾桶（袋）、洗手液	4	每有一项未操作（口述）或操作（口述）不正确扣 1 分，最多扣 4 分		
3	**操作准备**	穿工装、着装整洁，洗净双手	3	本项未操作（口述）或操作（口述）不正确扣 3 分		
4	**操作步骤**	（1）取食材：丝瓜半根，通草 3 g，鲫鱼 1 条，水、食用油、葱、姜、盐适量 （2）将通草 3 g、水 1500 ml 放入砂锅，浸泡 20 分钟 （3）开大火煮沸，改小火煮 20 分钟，滤出通草待用（为节省时间，这一步可提前准备好）	30	每有一项未操作（口述）或操作（口述）不正确扣 5 分，最多扣 30 分		

续表

序号	考核内容	考核要点	配分	评分标准	扣分	得分
4	操作步骤	（4）丝瓜削皮、洗净、切滚刀块待用 （5）鲫鱼洗净待用 （6）砂锅烧热，放入少许食用油，烧至6~7成热时，放入鲫鱼煎至两面呈微黄色，倒入通草水，加入葱、姜、丝瓜，大火煮开10分钟，加适量盐				
5	操作要求	（1）刀工精巧、细腻；食材大小、厚薄、粗细均匀 （2）火候适中；食物老嫩适宜，无焦糊、不熟或过老现象 （3）口味咸淡适中；具有应有的鲜香味，无异味 （4）装汤、碗摆放美观，量适中，碗边无指痕、油污	40	每有一项未达标扣10分，最多扣40分		
6	整理	将用过的厨具、餐具擦拭、清洗干净，摆放整齐	4	本项未操作（口述）或操作（口述）不正确扣4分		
7	注意事项	（1）做好初加工 （2）制作过程中注意刀工，掌握火候，采取正确的烹调方法 （3）各项操作要清洁、卫生，注意生、熟分开，避免交叉感染 （4）产妇饮食以汤为主，熬汤的主料，如鸡肉、排骨、猪蹄等洗净焯水后应凉水下锅，煮沸后用小火慢煮，以保持其营养成分 （5）烹饪前先征求产妇意见，尽量按产妇的喜好、习惯制作食物，饭菜要荤素搭配，色、香、味俱全 （6）为产妇制作食物禁放辛辣、刺激性的调味品 （7）饭菜数量适当，不留隔夜菜，避免造成浪费 （8）餐后将所用餐具、厨具清洗或擦拭干净。所有用具全部归位、放置整齐	8	每有一项未口述或口述不正确扣1分，最多扣8分		
8	操作人员	（1）普通话标准 （2）声音清晰、响亮 （3）仪态端庄	6	每有一项未达标扣2分，最多扣6分		
9	时间	10分钟	2	超时扣2分		
合计	100分					

四、母乳喂养

序号	考核内容	考核要点	配分	评分标准	扣分	得分
1	概念考核	（1）母乳喂养的时间、次数：婴儿出生后30分钟内哺乳，每侧乳房吸吮15~20分钟，交替哺乳，3个月内按需哺乳 （2）母乳喂养的禁忌：母亲有严重疾病、传染性疾病、精神病、乳房疾病等	6	每有一项未口述或口述不正确扣3分，最多扣6分		
2	用物准备	椅子、哺乳枕、小方巾、温水、纸尿裤、湿巾、纸巾、毛巾、隔尿垫，按需备脚凳、靠垫、洗手盆、洗手液、垃圾桶、垃圾袋等	12	每有一项未操作（口述）或操作（口述）不正确扣3分，最多扣12分		
3	操作准备	（1）检查婴儿二便 （2）准备好温水和毛巾，为产妇洗手，擦洗乳房 （3）产妇乳房过胀应先挤掉少许乳汁，待乳晕变软时开始哺乳	15	每有一项未操作（口述）或操作（口述）不正确扣5分，最多扣15分		
4	操作步骤	哺乳的姿势 （1）坐位（摇篮式） （2）侧卧位 （3）环抱式（橄榄球式）	30	每有一项未操作（口述）或操作（口述）不正确扣10分，最多扣30分		
		退出乳头操作	10	本项未操作（口述）或操作（口述）不正确扣10分		
		哺乳后操作	10	本项未操作（口述）或操作（口述）不正确扣10分		
5	整理	将所用物品清洗、整理、摆放整齐	3	本项未操作（口述）或操作（口述）不正确扣3分		
6	注意事项	（1）避免哺乳时奶水过急而发生的呛奶 （2）防止乳房堵住婴儿口鼻，发生窒息 （3）避免因含接方法不正确造成乳头皲裂	6	每有一项未口述或口述不正确扣2分，最多扣6分		
7	操作人员	（1）普通话标准 （2）声音清晰、响亮 （3）仪态端庄	6	每有一项未达标扣2分，最多扣6分		
8	时间	10分钟	2	超时扣2分		
合计	100分					

五、人工喂养

序号	考核内容	考核要点	配分	评分标准	扣分	得分
1	概念考核	（1）人工喂养定义：由于多种因素不能进行母乳喂养，而通过配方奶粉等进行喂养的方式 （2）如何合理掌握喂奶量：婴儿食量存在个体差异，随生长阶段而各有不同，一般每日总量按 150~200 ml/kg 计算，每餐平均分配	6	每有一项未口述或口述不正确扣 3 分，最多扣 6 分		
2	用物准备	奶粉、奶瓶、奶嘴、温开水、小毛巾、围嘴、洗刷用具、消毒用具、纸巾、湿巾、纸尿裤（尿布）、隔尿垫、洗手液、洗手盆，必要时备垃圾桶、垃圾袋等	8	每有一项未操作（口述）或操作（口述）不正确扣 1 分，最多扣 8 分		
3	操作准备	（1）洗净双手，取出已经消毒好的备用奶瓶 （2）调好适量温开水	4	每有一项未操作（口述）或操作（口述）不正确扣 2 分，最多扣 4 分		
4	操作步骤	奶粉调配操作步骤： （1）将适量的温水加入奶瓶中 （2）参考奶粉调配说明，按婴儿月龄和体重，用奶粉专用的量匙取适量奶粉，用奶粉盒（筒）口平面处刮平，倒入奶瓶中。套上奶嘴，盖好奶瓶，按一个方向轻轻摇晃奶瓶，使奶粉溶解至浓度均匀 （3）将配好的奶液滴到手臂内侧，感觉温度适宜便可给婴儿食用	30	每有一项未操作（口述）或操作（口述）不正确扣 10 分，最多扣 30 分		
		喂哺婴儿操作步骤： （1）将婴儿抱入怀中，头部在肘弯处，用前臂支撑婴儿的背部，使其呈半坐卧位 （2）另一手拿奶瓶，用奶嘴轻触婴儿下唇，待其张开嘴后顺势放入奶嘴，奶瓶与婴儿面部呈 90° （3）喂奶时，始终保持奶瓶倾斜，使奶液充满奶嘴。避免婴儿吸入空气引起溢乳	30	每有一项未操作（口述）或操作（口述）不正确扣 10 分，最多扣 30 分		
5	整理	喂奶结束后将瓶中剩余的奶液倒出，将奶瓶、奶嘴分开清洁干净，放入水中（纯净水或开水）煮沸，或者用奶瓶消毒锅消毒	4	本项未操作（口述）或操作（口述）不正确扣 4 分		

续表

序号	考核内容	考核要点	配分	评分标准	扣分	得分
6	注意事项	（1）避免奶液温度过高，防止喂速过快 （2）避免奶瓶、奶嘴等用具消毒不洁而造成婴儿口腔、肠胃感染 （3）严格按照奶粉包装上建议的比例、用量冲调奶粉 （4）婴儿奶粉冲调参考：1~2 周时每次摄入 60~90 ml，3~4 周时每次约 100 ml （5）两次喂奶间期适当给婴儿补充水分 （6）喂奶时，要指导产妇尽可能多地与婴儿进行目光交流，培养母婴感情 （7）若喂奶时间长，奶液渐凉，期间应将奶液加温至所需温度，再继续喂养 （8）婴儿体质存在个体差异，有些婴儿喂配方奶的时候，偶尔会出现过敏反应，所以应根据婴儿的不同情况调整不同的配方奶	8	每有一项未口述或口述不正确扣 1 分，最多扣 8 分		
7	操作人员	（1）普通话标准 （2）声音清晰、响亮 （3）仪态端庄 （4）操作前与婴儿亲切交流	8	每有一项未达标扣 2 分，最多扣 8 分		
8	时间	10 分钟	2	超时扣 2 分		
合计	100 分					

六、辅食添加和制作——鱼泥西兰花

序号	考核内容	考核要点	配分	评分标准	扣分	得分
1	概念考核	辅食添加的原则： （1）由流食到固体食物 （2）由少到多 （3）由一种到多种 （4）选择恰当的时间 （5）注意卫生 （6）切忌强迫喂哺	3	本项未口述或口述不正确扣 3 分		

续表

序号	考核内容	考核要点	配分	评分标准	扣分	得分
2	**用物准备**	操作台、厨具、餐具、所需食材、洗菜盆、垃圾桶（袋）、洗手液	4	每有一项未操作（口述）或操作（口述）不正确扣 1 分，最多扣 4 分		
3	**操作准备**	穿工装、着装整洁，洗净双手	4	本项未操作（口述）或操作（口述）不正确扣 4 分		
4	**操作步骤**	示范给 7 个月婴儿制作鱼泥西兰花： （1）清洗厨具、餐具 （2）取食材：海鱼 30 g、西兰花 50 g、水适量 （3）清洗干净需要的食材 （4）锅中水烧开，放鱼蒸 8 分钟，将鱼取出，去刺，碾成泥 （5）西兰花去茎，放入沸水中煮 5 分钟，将西兰花剁碎，碾成泥 （6）将西兰花泥与鱼泥混合，加入少量鱼汤拌匀	30	每有一项未操作（口述）或操作（口述）不正确扣 5 分，最多扣 30 分		
5	**操作要求**	（1）刀工精巧、细腻；食材大小、厚薄、粗细均匀 （2）火候适中；食物老嫩适宜，无焦糊、不熟或过老现象 （3）口味咸淡适中；具有应有的鲜香味，无异味 （4）装汤碗摆放美观，量适中，碗边无指痕、油污	40	每有一项未达标扣 10 分，最多扣 40 分		
6	**整理**	将用过的厨具、餐具擦拭、清洗干净，摆放整齐	4	本项未操作（口述）或操作（口述）不正确扣 4 分		
7	**注意事项**	（1）原料必须新鲜，现吃现做 （2）注意卫生，餐具要固定、专用，认真洗刷、消毒 （3）给婴儿喂饭时，要使用小碗、小勺子，锻炼其适应餐具的能力，为日后独立用餐做准备 （4）初喂婴儿辅食应有耐心，不要强迫喂哺，为婴儿进食创造愉快的氛围 （5）婴儿患病或酷暑时应暂缓添加辅食 （6）添加辅食后要注意观察婴儿的消化状况，及时调整摄入量 （7）最好添加专门为婴儿制作的食品或选择婴儿专用的辅食添加品	7	每有一项未口述或口述不正确扣 1 分，最多扣 7 分		

续表

序号	考核内容	考核要点	配分	评分标准	扣分	得分
8	操作人员	（1）普通话标准 （2）声音清晰、响亮 （3）仪态端庄	6	每有一项未达标扣 2 分，最多扣 6 分		
9	时间	15 分钟	2	超时扣 2 分		
合计	100 分					

七、辅食添加和制作——鱼肉豆腐泥

序号	考核内容	考核要点	配分	评分标准	扣分	得分
1	概念考核	辅食添加的原则： （1）由流食到固体食物 （2）由少到多 （3）由一种到多种 （4）选择恰当的时间 （5）注意卫生 （6）切忌强迫喂哺	3	本项未口述或口述不正确扣 3 分		
2	用物准备	操作台、厨具、餐具、所需食材、洗菜盆、垃圾桶（袋）、洗手液	4	每有一项未操作（口述）或操作（口述）不正确扣 1 分，最多扣 4 分		
3	操作准备	穿工装、着装清洁，洗净双手	4	本项未操作（口述）或操作（口述）不正确扣 4 分		
4	操作步骤	示范给 8 个月婴儿制作鱼肉豆腐泥： （1）清洗厨具、餐具 （2）取食材：新鲜鲫鱼 1 条、内酯豆腐 50 g，香油、香葱、水适量 （3）清洗干净需要的食材 （4）锅中水煮沸，放鱼蒸 8 分钟，将鱼取出去刺，碾成泥 （5）锅中放入少许香油，加葱花爆香，再加入内酯豆腐炒碎 （6）将备好的鱼泥放入锅中搅拌均匀	30	每有一项未操作（口述）或操作（口述）不正确扣 5 分，最多扣 30 分		

续表

序号	考核内容	考核要点	配分	评分标准	扣分	得分
5	操作要求	（1）刀工精巧、细腻；食材大小、厚薄、粗细均匀 （2）火候适中，食物老嫩适宜，无焦糊、不熟或过老现象 （3）口味咸淡适中；具有应有的鲜香味，无异味 （4）装汤碗摆放美观，量适中，碗边无指痕、油污	40	每有一项未达标扣 10 分，最多扣 40 分		
6	整理	将用过的厨具、餐具擦拭、清洗干净，摆放整齐	4	本项未操作（口述）或操作（口述）不正确扣 4 分		
7	注意事项	（1）原料必须新鲜，现吃现做 （2）注意卫生，餐具要固定、专用，认真洗刷、消毒 （3）给婴儿喂饭时，要使用小碗、小勺子，锻炼其适应餐具的能力，为日后独立用餐做准备 （4）初喂婴儿辅食应有耐心，不要强迫喂哺，为婴儿进食创造愉快的氛围 （5）婴儿患病或酷暑时应暂缓添加辅食 （6）添加辅食后要注意观察婴儿的消化状况，及时调整摄入量 （7）最好添加专门为婴儿制作的食品或选择婴儿专用的辅食添加品	7	每有一项未口述或口述不正确扣 1 分，最多扣 7 分		
8	操作人员	（1）普通话标准 （2）声音清晰响亮 （3）仪态端庄	6	每有一项未达标扣 2 分，最多扣 6 分		
9	时间	15 分钟	2	超时扣 2 分		
合计	100 分					

八、婴儿洗浴

序号	考核内容	考核要点	配分	评分标准	扣分	得分
1	概念考核	婴儿皮肤生理特征：质地细嫩，褶皱多（颈部、腋窝、腹股沟等处皮肤），皮肤排出的皮脂、汗液多于成年人，如不及时清洗极易滋生细菌，引起皮肤不适或感染	3	本项未口述或口述不正确扣3分		
2	用物准备	浴盆、浴巾、小毛巾、细轴棉签、洗发及沐浴液、干净内衣、纸尿裤（尿布）、包被、护臀霜、乙醇溶液、无菌棉签等	10	每有一项未操作（口述）或操作（口述）不正确扣1分，最多扣10分		
3	操作准备	（1）洗浴时间选择在喂奶后半小时至1小时 （2）关闭门窗，室温保持在26~28 ℃ （3）洗净双手、剪短指甲、摘掉首饰、束起头发 （4）水温调至38~40 ℃，也可用手臂内侧测试水温，以不烫为宜	8	每有一项未操作（口述）或操作（口述）不正确扣2分，最多扣8分		
4	操作步骤	洗脸操作步骤： （1）脱去衣服并用浴巾包好婴儿（或横托式） （2）小毛巾折成4层，用毛巾4个角分别擦洗婴儿的眼睛、鼻翼及嘴 （3）将毛巾对折，以婴儿五官为中心呈放射状擦洗婴儿的前额、左脸颊、下颚、右脸颊	15	每有一项未操作（口述）或操作（口述）不正确扣5分，最多扣15分		
		洗头操作步骤： （1）用左肘部和腰部夹住婴儿身体，用左手臂托住其背部，手掌托住头颈部，拇指和示指分别堵住婴儿的两耳 （2）右手用小毛巾将婴儿头发浸湿，涂少许洗发液轻轻揉搓。动作要轻柔，注意洗发液不要流入婴儿眼睛 （3）用清水冲洗干净、擦干头发	15	每有一项未操作（口述）或操作（口述）不正确扣5分，最多扣15分		

续表

序号	考核内容	考核要点	配分	评分标准	扣分	得分
4	操作步骤	洗身体操作步骤： （1）洗完头发后，撤去包裹浴巾，将腕关节垫于婴儿后颈部，拇指和示指握住婴儿肩部，其余3指在婴儿腋下 （2）先将婴儿双脚或双腿轻轻放入水中，再逐渐让水浸没臀部和腹部，呈45°半坐卧位 （3）先洗颈部、腋窝、前胸、腹部、腹股沟，再洗四肢 （4）将婴儿翻身，使其趴在操作者前臂上，由上而下洗后颈、背部、臀部、四肢 （5）洗完后，双手托住头颈部和臀部将婴儿抱出浴盆，放在干浴巾上迅速蘸干身上水分 （6）用细轴棉签擦拭外耳道及耳郭周围、鼻腔 （7）按季节涂抹润肤用品，为婴儿穿好衣服，垫好纸尿裤	35	每有一项未操作（口述）或操作（口述）不正确扣5分，最多扣35分		
5	整理	（1）将洗浴用品清洁干净，摆放整齐 （2）将婴儿换下的衣服洗净	2	本项未操作（口述）或操作（口述）不正确扣2分		
6	注意事项	（1）洗浴时间不宜过长，5~10分钟为宜 （2）洗浴后喂少许温开水或喂奶	2	每有一项未口述或口述不正确扣1分，最多扣2分		
7	操作人员	（1）普通话标准 （2）声音清晰、响亮 （3）仪态端庄 （4）操作前与婴儿亲切交流	8	每有一项未达标扣2分，最多扣8分		
8	时间	15分钟	2	超时扣2分		
合计	100分					

九、婴儿抚触

序号	考核内容	考核要点	配分	评分标准	扣分	得分
1	概念考核	婴儿抚触：是按照一定的顺序和手法，轻轻地触摸婴儿皮肤，以促进其血液循环，刺激感觉器官的发育，提高身体抵抗力，促进婴儿成长的一种科学照料法	6	本项未口述或口述不正确扣6分		
2	用物准备	抚触台、包被、抚触油、润肤油、纸尿裤（尿布）等	8	每有一项未操作（口述）一项扣2分，最多扣8分		
3	操作准备	（1）关闭门窗，室内温度调为26~28 ℃，有条件者播放舒缓音乐 （2）选择床上适当位置或选择一个柔软、平坦的台面，铺上包被 （3）操作者剪短指甲，清洗双手，涂抹润肤油，温暖双手	6	每有一项未操作（口述）或操作（口述）不正确扣2分，最多扣6分		
4	操作步骤	（1）面部抚触操作步骤：①眼；②前额；③下颌 （2）头部抚触操作步骤：①前发际；②小发际；③轮耳郭 （3）胸部抚触操作步骤：胸部，左、右手交替 （4）腹部抚触操作步骤：脐部，交替划圆 （5）上肢抚触操作步骤：①臂；②手 （6）下肢抚触操作步骤：①腿；②足 （7）背部抚触操作步骤：①仰卧位变俯卧位；②“开背”；③捋脊椎 （8）臀部抚触操作步骤：①臀；②俯卧位变仰卧位，头部摆正	64	（1）操作完整：少做一节或一节动作不完整扣4分，最多扣32分 （2）手法准确：本项不达标，每节扣1分，最多扣8分 （3）动作轻柔：本项不达标，每节扣1分，最多扣8分 （4）观察反应：本项不达标，每节扣1分，最多扣8分 （5）亲切交流：本项不达标，每节扣1分，最多扣8分		
5	整理	（1）抚触结束，为婴儿换好纸尿裤，将婴儿抱回原位，盖好被子 （2）整理工作台面	2	每有一项未操作（口述）或操作（口述）不正确扣1分，最多扣2分		
6	注意事项	（1）抚触时先观察婴儿皮肤情况 （2）婴儿哭闹时应暂停或减少抚触时间 （3）抚触时动作要轻柔 （4）不要在过热、过冷、过饥、过饱时抚触	4	每有一项未口述或口述不正确扣1分，最多扣4分		

续表

序号	考核内容	考核要点	配分	评分标准	扣分	得分
7	操作人员	（1）普通话标准 （2）声音清晰、响亮 （3）仪态端庄 （4）操作前与婴儿亲切交流	8	每有一项未达标扣2分，最多扣8分		
8	时间	10分钟	2	超时扣2分		
合计	100分					

十、脐部护理

序号	考核内容	考核要点	配分	评分标准	扣分	得分
1	概念考核	（1）新生儿脐炎的定义：指脐带残端的细菌性感染 （2）新生儿脐炎发生的原因是：脐带护理不当，或者脐带脱落后敷料被粪便和尿液污染，或者脐带被产道内细菌污染。症状为脐带脱落后伤口迁延不愈，脐部红肿、有分泌物	6	每有一项未口述或口述不正确扣3分，最多扣6分		
2	用物准备	医用棉签、75%乙醇溶液（或0.5%聚维酮碘）、小毛巾、纸尿裤，必要时备云南白药	5	每有一项未操作（口述）一项扣1分，最多扣5分		
3	操作准备	（1）新生儿仰卧 （2）将医用棉签、75%乙醇溶液（或0.5%聚维酮碘）、小毛巾、纸尿裤等放在伸手可以拿到的地方	4	每有一项未操作（口述）或操作（口述）不正确扣2分，最多扣4分		
4	操作步骤	脐带脱落之前护理操作步骤： （1）脐部干燥时，先用干净的医用棉签蘸75%乙醇溶液擦拭脐部表面，将脐痂软化 （2）用一只手的拇指和示指分开脐部，另一只手换一根干净的医用棉签蘸75%乙醇溶液，伸入婴儿脐窝深处（根部）擦一圈，再换一根干净的医用棉签擦一圈，直到脐部没有分泌物	40	每有一项未操作（口述）或操作（口述）不正确扣10分，共40分		

续表

序号	考核内容	考核要点	配分	评分标准	扣分	得分
4	操作步骤	（3）脐部渗液时，先用干净的医用棉签伸入脐窝深处擦一圈，吸走渗液，然后用蘸75%乙醇溶液的医用棉签伸入脐窝深处进行消毒，直到脐部没有任何分泌物为止 （4）脐部渗血时，方法与吸取渗液一样，在脐窝深处消毒时可以将医用棉签多压数分钟				
		脐带脱落之后护理操作步骤： （1）脐部干燥时，按照脐痂脱落前的消毒、干燥方法继续操作2~3天 （2）脐部渗液时，脐痂脱落之后可以继续消毒，一直消毒到没有渗液，再消毒3天 （3）若脐痂脱落后仍然顽固渗血，可以喷少量云南白药，消毒到没有渗血，然后消毒2~3天	30	每有一项未操作（口述）或操作（口述）不正确扣10分，共30分		
5	整理	清洁、整理所用物品，摆放整齐	2	本项未操作（口述）或操作（口述）不正确扣2分		
6	注意事项	如发现脐部有渗液也可能是发生了脐尿管瘘，需要到医院进行进一步诊断。脐窝渗血时，擦拭时不可用力过大，把血液清理掉即可。用力过大会导致愈合不良	3	本项未口述或口述不正确扣3分		
7	操作人员	（1）普通话标准 （2）声音清晰、响亮 （3）仪态端庄 （4）操作前与新生儿亲切交流	8	每有一项未达标扣2分，最多扣8分		
8	时间	15分钟	2	超时扣2分		
合计	100分					

十一、婴儿气管异物

序号	考核内容	考核要点	配分	评分标准	扣分	得分
1	概念考核	（1）婴儿气管异物的定义：是耳鼻咽喉科常见的急危疾病之一，多见于婴幼儿，严重性取决于异物的性质和造成气道阻塞的程度，轻者可致肺部损害，重者可窒息死亡 （2）婴儿气管异物的表现：反复咳嗽、喘鸣、气促，甚至呼吸困难等	6	每有一项未口述或口述不正确扣 3 分，最多扣 6 分		
2	用物准备	消毒棉球、椅子	4	每有一项未操作（口述）或操作（口述）不正确扣 2 分，最多扣 4 分		
3	操作步骤	（1）婴儿气管出现异物时，首先及时拨打 120。护理人员坐于椅子上，双脚呈 90°，左脚向前半步，使双膝呈高低位，一手呈“八”字扶住婴儿下颌，手掌小鱼际贴近婴儿胸部，保持婴儿呼吸道通畅，将婴儿放于双腿上。婴儿前胸紧贴护理人员的膝部，头部略低。护理人员以适当力量用掌根拍击婴儿两肩胛骨中间的脊椎部位。拍击 4~5 次异物可被咳出 （2）如未见异物咳出，可将婴儿翻身，将示指、中指放于婴儿上腹部（脐上 2 指），向内、向上推压 5 次。 以上两种动作可反复进行，直至异物被咳出 （3）异物排出后，安抚婴儿使其躺好、休息	60	1. 操作流程符合标准 2. 顺序无颠倒，无漏项 3. 手法、定位准确 4. 无差错、操作娴熟 5. 手法利落、不使婴儿发生次生伤害 以上 5 个方面每项不达标扣 12 分，最多扣 60 分		
4	整理	将呕吐的异物清理干净	10	本项未操作（口述）或操作（口述）不正确扣 10 分		
5	呼救方法	（1）电话呼救 （2）人群呼救	12	每有一项操作（口述）或操作（口述）不正确扣 6 分，最多扣 12 分		
6	操作人员	（1）普通话标准 （2）声音清晰、响亮 （3）仪态端庄	6	每有一项未达标扣 2 分，最多扣 6 分		
7	时间	15 分钟	2	超时扣 2 分		
合计	100 分					

十二、婴儿被动操

序号	考核内容	考核要点	配分	评分标准	扣分	得分
1	概念考核	（1）婴儿被动操：是完全在成年人的帮助下，婴儿被动地改变身体姿势的一种训练活动。适用于1~6个月的婴儿 （2）作用：主要锻炼胸、臂肌肉，锻炼肩关节、肘关节、髋关节、膝关节、踝关节及其韧带的功能，锻炼双侧下肢的肌力等	6	每有一项未口述或口述不正确扣3分，最多扣6分		
2	训练时间	每天上午、下午各1次	3	本项未口述或口述不正确扣3分		
3	操作准备	（1）环境准备：保持室内空气新鲜，室温保持在20~25 ℃，可播放欢快的音乐 （2）人员准备：操作者除去手上、身上不利于活动的饰品，双手掌心涂抹少量天然植物油相互揉搓，温暖双手。婴儿仰卧于软硬适中的平面上（床或桌子上），给婴儿脱去宽大的外衣，检查纸尿裤（尿布）是否需要更换	6	（1）环境准备：本项未操作（口述）或操作（口述）不正确扣3分 （2）人员准备：本项未操作（口述）或操作（口述）不正确扣3分		
4	操作步骤	（1）热身运动 （2）扩胸运动 （3）屈肘运动 （4）肩关节运动 （5）上举运动 （6）抬臀运动 （7）屈膝运动 （8）踝关节运动 （9）侧身运动	60	（1）热身运动：本项未做或做法不正确扣4分 （2）第2~9节操完整、正确，得56分 操节完整：少做一节或一节动作不完整扣3分（共24分） 手法准确：本项不达标，每节扣1分（共8分） 动作轻柔：本项不达标，每节扣1分（共8分） 观察反应：本项不达标，每节扣1分（共8分） 亲切交流：本项不达标，每节扣1分（共8分）		
5	整理	给婴儿擦净双手，让其安静休息。整理用物	3	本项未操作（口述）或操作（口述）不正确扣3分		

续表

序号	考核内容	考核要点	配分	评分标准	扣分	得分
6	**注意事项**	（1）婴儿被动操一般在婴儿进食后 1 小时进行。饥饿状态下婴儿无兴趣，效果不佳；刚进食完毕做操容易引起溢奶或呕吐 （2）注意动作柔和、轻缓，手法要准确。要随时注意婴儿的表情反应、与婴儿进行交流 （3）婴儿患病时可暂停做操，病愈后再恢复 （4）做操后要及时为婴儿补充水分、穿好外衣，让婴幼儿安静地休息半小时	12	每有一项未口述或口述不正确扣 3 分，最多扣 12 分		
7	**操作人员**	（1）普通话标准 （2）声音清晰、响亮 （3）仪态端庄 （4）操作前与婴儿亲切交流	8	每有一项未达标扣 2 分，最多扣 8 分		
8	**时间**	15 分钟	2	超时扣 2 分		
合计	100 分					

十三、婴儿手指操

序号	考核内容	考核要点	配分	评分标准	扣分	得分
1	**概念考核**	（1）精细动作能力：7~12 个月婴儿依次出现将玩具从一手换到另一手、拍手、从抽屉中取出玩具、拇指及示指对指拿东西、将圆圈套在木棍上 （2）本阶段精细动作能力训练的重点：训练婴儿抓握、对击玩具、捏取物体、投放玩具、翻书等动作，以提高动作的协调性	6	每有一项未口述或口述不正确扣 3 分，最多扣 6 分		
2	**训练时间**	每日次数不限，每次 3~5 分钟	3	本项未口述或口述不正确扣 3 分		
3	**操作准备**	（1）环境准备：可以在室内，也可以在室外进行 （2）人员准备：婴儿露出双手。护理人员除去手上饰品，洗净双手，并使双手温暖 （3）用物准备：根据手指操内容选择音乐、儿歌，准备相应的道具	9	每有一项未操作（口述）或操作（口述）不正确扣 3 分，最多扣 9 分		

续表

序号	考核内容	考核要点	配分	评分标准	扣分	得分
4	操作步骤	（1）练习方法：配合儿歌做动作 “小手拍拍，小手拍拍”：两只手掌对拍 “手指伸出来，手指伸出来”：伸出左、右手，摆动 “眼睛在哪里？”：右手握拳，伸出示指，指向右侧眼睛 “眼睛在这里！”：左手握拳，伸出示指，指向左侧眼睛 “用手指出来，用手指出来”：左、右手示指同时分别指向左、右侧眼睛 （2）可以重复句式，指向不同部位：口、鼻等 （3）如果婴儿自己无法自如地伸出手指，要耐心帮助婴儿完成这些动作。做操时语气、动作都要轻柔，婴儿感到不舒服就不要强迫其完成	60	（1）练习方法：本项未口述或口述不正确扣4分 操节完整：少做一节或一节动作不完整扣2分，最多扣10分 方法准确：本项不达标，每节扣2分（共10分） 观察反应：本项不达标，每节扣2分（共10分） 歌词正确：本项不达标，每节扣2分（共10分） 语气亲切：本项不达标，每节扣2分（共10分） （2）本项未口述或口述不正确扣3分 （3）本项未口述或口述不正确扣3分		
5	整理	让新生儿休息；清理所用物品，摆放整齐	3	本项未操作（口述）或操作（口述）不正确扣3分		
6	注意事项	（1）在婴儿发展的不同阶段提供不同的手指操，可以发展婴儿良好的感知觉和运动能力 （2）婴儿手指操练习要与感知活动、语言活动等有机结合起来，把单调的练习变成有趣的游戏 （3）婴儿手指操内容要和实际生活相联系。护理人员可以将婴儿日常生活中的一些常见活动设计成可被接受的动作，让婴儿对手指操更感兴趣	9	每有一项未口述或口述不正确扣3分，最多扣9分		
7	操作人员	（1）普通话标准 （2）声音清晰、响亮 （3）仪态端庄 （4）操作前与婴儿亲切交流	8	每有一项未达标扣2分，最多扣8分		
8	时间	15分钟	2	超时扣2分		
合计	100分					

（易国萍）

参考文献

[1] 魏碧蓉 . 助产学 . 2 版 . 北京：人民卫生出版社，2019.

[2] 夏海鸥 . 妇产科护理学 . 4 版 . 北京：人民卫生出版社，2019.

[3] 济南阳光大姐服务有限责任公司 . 母婴护理职业技能实训手册 . 北京：高等教育出版社，2020.

[4] 济南阳光大姐服务有限责任公司 . 母婴护理（基础知识、初级）. 北京：高等教育出版社，2020.

[5] 济南阳光大姐服务有限责任公司 . 母婴护理（中级、高级）. 北京：高等教育出版社，2020.